湛庐 CHEERS

与最聪明的人共同进化

HERE COMES EVERYBODY

U0340472

重症之后

[加] 丹妮拉·拉玛斯 著

Daniela Lamas

王新宇 王索娅 译

You Can Stop Humming Now

天津出版传媒集团

天津科学技术出版社

上架指导：社会科学

You Can Stop Humming Now by Daniela Lamas
Copyright © 2018 by Daniela Lamas

本书由 Hachette Book Group, Inc. 授权在中华人民共和国境内独家出版发行。未经出版者书面许可，不得以任何方式抄袭、复制或节录本书中的任何部分。

天津市版权登记号：图字 02-2022-007 号

图书在版编目（CIP）数据

重症之后 / （加）丹妮拉·拉玛斯著；王新宇，王索娅译 . -- 天津：天津科学技术出版社，2022.3
书名原文：You Can Stop Humming Now
ISBN 978-7-5576-9964-2

Ⅰ . ①重... Ⅱ . ①丹... ②王... ③王... Ⅲ . ①险症－康复－普及读物 Ⅳ . ① R459.7-49 ② R49-49

中国版本图书馆 CIP 数据核字（2022）第 043984 号

重症之后
ZHONGZHENG ZHI HOU
责任编辑：梁　旭
责任印制：兰　毅

出　　版：天津出版传媒集团
　　　　　天津科学技术出版社

地　　址：天津市西康路 35 号
邮　　编：300051
电　　话：（022）23332369（编辑部）
网　　址：www.tjkjcbs.com.cn
发　　行：新华书店经销
印　　刷：天津中印联印务有限公司

开本 710×1000　1/16　印张 13.5　字数 173 000
2022 年 3 月第 1 版第 1 次印刷
定价：79.90 元

版权所有，侵权必究
本书法律顾问　北京市盈科律师事务所　崔爽律师

献给我的母亲

我还有什么可以奉献?
我带来了我的故事,
这个满是褶皱的物什。
我还有什么可以奉献,
以浅陋之识忝作寓言?

我还有什么可以奉献?
我带来了我的故事。

——蕾切尔·哈达斯(Rachel Hadas)

《垫脚石》(*Stepping Stones*)

说明

　　本书内容基于我的临床实践和独立采访。部分姓名及其他身份信息，包括我所有患者的相关信息，都已做更改。其中一些案例做了合并处理，以便诠释我的经验与结论。

重症之后当明白

王一方（北京大学医学部 教授）

最近一段时间，出自 ICU 大夫之手的叙事医学作品集中亮相，对此，我表示欣喜。因为医院里 ICU 床位很少，能进 ICU 的人也不多，大多是重症、危症患者，所以人们不免会揣想，这里是鬼门关，进去走一遭，兴许会九死一生。但由于现代医疗技术的长足进步，如今救治奇迹屡屡发生，能从 ICU 里出来的人还真不少（尽管出来的人并非康复）。久而久之，社会上便产生了莫名的"ICU 崇拜"。恍惚间，仿佛有了这间神奇的小屋，就可以阻断死神的光顾，病残的生命从此又重放异彩。其实不然，ICU 里不仅有彩虹，也有阴霾，不仅有希望，也有失望、无望与绝望。对此，在 ICU 里与病魔周旋、拼杀的大夫最有发言权，而丹妮拉·拉玛斯就是这样一位眼光总给人以希望，但眉间却总流淌着淡淡忧伤的 ICU 大夫。他们的故事里藏着深深的生命与救疗哲理，他们的觉知被称为"ICU 觉悟"，这份觉悟旨在教导人们正确认识、评价 ICU 的功能与价值。人常说"大病之后才明白"，这里所说的"大病"不一定够得着需要 ICU 救治的程度，能彻悟的莫过于"生死两茫茫"的无常。亲历 ICU 之后，对苦难的体悟则会更加全面、更加深刻。

丹妮拉·拉玛斯的睿智在于她不只是给人们展现 ICU 里的起死回生，而是更宏阔地关注到患者的"后 ICU"生活——关注由 ICU 经历所带来的病后的忐忑生活，或者严酷地说，大病后的生存，理解"一次大病，终生遭罪，全家拖累"的人生坎坷。或许相较于那些一病不起、经历一次重症就调零的患者来说，活着就是胜利，活着就是幸运，数病数起，大起大落，方显生命顽强。但是却没有人去诘问："人的一生能抵抗多少次重疾的打击？由重疾开启的'风烛残年'模式究竟有多沉重？"更没有人进一步思考："由健康过渡到疾苦，再下滑到'苟延残喘'的境遇时，身心如何适应？"从这个意义上看，ICU 是生命的拐点，也是健康的拐点，从学理上打开了健康－疾病、生命－死亡、富贵－贫贱"间性"的全新思考。因为 ICU 不仅只是高新技术的汇集所，还是人性、财富的分离器。生命无价，医疗有价；技术无情，医护有情。

对许多患者来说，ICU 危象只是生命历险记的序章，像书中列举的马方氏综合征、肺纤维化病变、主动脉夹层、心肾器官功能渐进性崩坏，都属于拉玛斯所述的"慢性危重症"（慢病－急诊）现象。危重症在这里不仅涉及扳机效应，也涉及马蜂窝效应，揭示了多器官衰退的基础病变与长期积累的复合病损的存在。局部止损、临时修复并不能逆转全身困境，渡过危险期之后，还需要系统修复、长期调摄，需要对残缺生命进行一番战略运筹。与此对应的就是中医养生中颇为奇特的"将息法","将息"本意为烛火"将熄",引申为大病患者需要细心呵护、精心维系，才能带病延年。书中查理与奥布赖恩就是典例。两人同为 ICU 里的难兄难弟，但离开 ICU 之后生命品质、预期寿命各异，让人品读之后心里五味杂陈。

对大多数没有经过系统医学训练的普通百姓而言，平时有病治病，无病健身（养生），一旦遭遇危重症，就期望现代医疗技术起死回生、起死回康。在这里，最大的盲点就是对恢复境遇的过高期许，把救治看作敲击电脑里的"回车键"。然而事实是，从 ICU 里侥幸出来可能意味着康复，也可能意味着平复，还可能意味着残复。在这种认知偏差背后作祟的是"康复乌托邦"意识，认为药（术）到病除，即平复如初。无疑，现代医学尊崇"战争模型"，瞄准靶点，精准、高效发力，毒副作用均在受控范围。但遭遇危重症时，患者病情十分凶险，救治的窄门狭巷里依然可能出现正邪两败俱伤的结果——杀敌一千，自损八百，体质崩坏，免疫系统面临重建。

ICU 大多遵从"替代模型"，以人工器官和支持手段（譬如人工心肺机、叶克膜、人工肝、人工肾、肠外营养等）替代受损的器官工作，让它们得以喘息，维持生理功能，以渡过危险期。这一治疗策略很奏效，短暂失能、失控的器官在休养生息之后会获得新的生机，但风险也无处不在。譬如：血液灌注于尼龙、金属管道之中，会激惹血液中的炎症因子，导致重要器官产生炎症反应，其功能彻底瘫痪；而在个别医疗机构中，因人工肾管线消毒不彻底造成丙肝、艾滋病等的交叉感染，也引发了新的生命困境。倘若人工器官撤离之后，自身活体器官功能仍无法还原，就必须争取异体活体器官移植。且不说供体器官不足，需要耐心等待，即使移植手术成功，后移植阶段也将长期上演适应与排斥（排异）的拉锯战。而人工机械器官（譬如心脏起搏器、人工心脏等）的安放虽然免去了排异反应，但人机协同也成为一大社交障碍，生命危机转系于电池危机与机械障碍。《"明年夏天，想带外孙去钓鱼"》一章就生动地记叙了这类患者的窘迫境遇。同样，ICU 崇拜也催生了器官移植崇拜，似乎供体一到便柳暗花明。《通过网络捐出器官的好心人》一章就讲述了这类患者的急迫与煎熬。悲观与乐观时时纠缠着他们。面临每况愈下的身体，移植的可能性激起他们无限的遐想，心向往之，却又求而不得，最终十有八九带着深深的遗憾离开。

感谢拉玛斯在这本书中的直言相告，让人们看到 ICU 之后，疾病大多进入下行通道，或向愈而为，或向死而叹，或从此戴着镣铐跳舞，带瘤生存，带病（残）延年，与狼共舞。积极与消极、希望与失望，无时不在拷打着患者及其家属的灵魂。古代战将阵前过招，常常要大战 50 回合，方才分出高下；与病魔过招，也需若干回合，才见分晓。进出 ICU，只是大战的序幕，后续的"持久战"才刚刚开始。速胜论与速败论都不可取，"以时间换空间""积小胜为大胜"，方才是高手之策。倘若拉玛斯读过毛主席的《论持久战》，这些观点想必会出现在她的文稿中。不过，没关系，对中国读者来说，《论持久战》的智慧（敌进我退，敌驻我扰，敌疲我打，敌退我追）当是信手拈来。

从我第一次进入重症监护病房（ICU）工作的那个夜晚到现在，已经过去快 10 年了。有些细节早在记忆中淡去，有些却恍如昨日。我记得在按压心脏骤停患者的胸部时，我惴惴不安，心跳加速，双臂发烫，也记得在第二天早上，在精疲力竭之际，我忽然明白自己已经找到心仪的事业。起初，我只是想学习如何用药，如何识别某种罕见疾病的潜在表现，以及异常的化验数据和体检结果。我看到过守在患者床边的家属，但我从未去了解过他们内心此起彼伏的恐惧和担忧。事实上，我在整个内科住院医生培训期间，几乎从不驻足。

也正因如此，我做住院医生时，从未让任何患者在我手里死去。这是大家都知道的事迹。曾经我为此十分骄傲，如今我依然在很多方面感到自豪。那时候，我觉得自己的工作就是无论如何都要保证患者活下来，为此不惜再做一次手术，或者用药物升压抢救，又或紧急麻醉、插管，再或在脖子上切口、植入扩张器，再加压连接导管，乃至一大早打电话给肾科医生，让患者开始血液透析。在那些繁忙的日夜里，我和患者家属谈话时，从不提问。有什么好问的呢？我只做一些声明，比如说"我们正在竭尽所能，做到最好……"之类的话。我希望自己说的是真的。我只想做正确的事情，而倾尽全力帮患者续命就是我那时所认定的最正确的做法。

现代医学技术是如此发达，我根本就想不到除此之外的选择。我知道一些已成为标准流程的先进治疗手段，但是我从未就近观察过。比如，直连肺部的呼吸机、替代肾脏功能的透析疗法，以及外科医生移植人体器官的惊人技艺。此外，还有完全不需要肺部参与循环的体外膜肺氧合（ECMO），即通过一根厚实的软管从患者体内抽出血液导入一部肺旁路机内，加入氧气并去除二氧化碳，再输回患者体内。罹患某些疾病的人在几十年前可能无法活过童年，然而现在这类患者却能获得超出预期的寿命。我一想到自己能成为这项伟大事业从事者的一分子，就感到无比自豪。

不过，那些年里，我的内心也有一些别样的感觉悄然滋生。这是一种潜移默化的改变，一开始我自己都没察觉。住院医生培训的第二年，我接手了一位因反复发作的血性腹泻而严重贫血的老人。为了找出他肠道里的出血点，专家们尝试了很多办法。他们又是使用仪器检测，又是采用烧灼疗法，还尝试了夹闭术，结果这位患者的各项指标还是逐日恶化。我们增加了输血次数，但他情况还是越来越差。每天早上我都会来到他床前，俯身将听诊器放在他的胸口进行例行检查。完成检查后，他总会问我是不是可以出院了。我会跟他说现在还不行，因为他还没有停止出血。他会点点头，好像明白了状况，但是第二天早上他又会问我同样的问题。我又给他同样的答复，并且告诉他，我也希望他能早日出院。

　　这样的日子持续了一段时间，直到有一天早上，我的患者跟我说他不治了。我心想，你怎么能不治了呢，你还在出血呢。但是这对他来说已经没有意义了。他不希望我们再尝试什么新疗法或者继续给他输血。他的手臂已经一片瘀青，布满了针眼。每次我们给他输血，他的肺部都会水肿，让他感觉窒息。直到我们给他另一种药物促进排尿，他才能正常呼吸。他已经 90 岁，继续待在医院只会越来越差，不会变得更好。虽然这些我都明白，而且每天早上看到他，我都有点紧张和内疚，但是当他说不治了的时候，我还是很意外，觉得自己的工作没有得到尊重。所以我试着跟他商量。我跟他说我很抱歉有许多次晚上让他禁食空腹，等待因各种情况延误的手术，有时甚至让他白等一场。我说我可以从自助餐厅给他带些食物，想吃什么都行。我想让他明白，只要他能再坚持一段时间，没准我们就能让他好起来。

　　可是他不想要我们说的"好起来"。他想念他的家，想念他的床和电视。他想念宁静安谧的夜晚，想念每天清晨透过窗户默默照进卧室的温暖阳光。虽然那座房子不是他将孩子养育成人的地方，但是起居室里有他喜爱的椅子和书籍。所以他摇头拒绝了我。他不想要自助餐厅的什么食物，他只想出院。

　　我觉得他可能是抑郁了。于是我找来精神科医生，希望他们能告诉我，患者没有独立判断的能力。这些医生在他的病房里待了很久，等到出来的时候，他们已确定患者的头脑是完全清醒的。他明白会有什么后果。他知道自己会继续出血，身体会越来越差，贫血也会越加严重，最终会死于失血过多。这一诊断结果让我感到既意外又沮丧。随后我填写了出院文件，送走了他。

　　在那之后的好几周，我心里一直回想着我们最后的对话。在我看来，患者是带着问题来的，但是我们没有足够的能力去解决这个问题。

于是，他不得不选择回到家里等待死亡的到来。这显然是我们的失败。我没想到的是，几个月以后，综合医疗层的一个护士站收到了快递送来的鲜花。那是一瓶丁香花，附带着一封写给我的信。我看了好一会儿才认出落款姓名，发现这瓶花是那位患者的儿子寄过来的。我以为肯定是自己做错了什么，颇为紧张地打开了信封。读完信我才知道，那位患者在一个临终关怀团队的帮助下，在家里度过了最后的日子。这也是他本人的意愿。他儿子写这封信是为了感谢在他最后一次住院期间照顾他的医生们。我这才知道他对我们的评价很高。他知道我们有多么不愿意看着他就那样离开，也很感激我们最终还是同意让他出院。我又读了一遍。我想这大概是我第一次在患者出院后，收到其本人或家属的来信。这也是我第一次收到感谢信，却不是因为我做成了什么。我取出一支丁香花，把它夹在一本医学口袋书中，装进了我的白大褂里。

关于这位患者的回忆，以及这份来自他儿子的意外礼物一直伴随着我。随后的几年里，我开始从另一个角度看待他的经历。我这位年迈的患者决定离开医院，是为了按照自己的意愿活到最后，哪怕时日无多。这到底像我之前想的那样是种失败，还是另一种形式的成功呢？成功或失败真的有意义吗？当我逐渐深入思考这些问题，衡量我们医生的决定所带来的长期影响和后果时，那些成败之间的清晰界限也开始变得模糊起来。

当初在病房里反复劝说患者时，我坚信生存才是第一要务。凡是医生，也许一开始都抱有这样的看法吧。但是，生存只是一个起始选项。在极端对立的生与死之间，还有着许许多多的选择和相应的结局。当我坐在门诊部的诊室里，或者站在综合医疗层的病床旁时，我常常陷入思考。我会想我的患者们离开医院后会遇到什么样的情况。我想知道他们如何适应新的身体状况，以及他们是否对自己或者医生的决定感到遗憾后悔。在以前的受训岁月中，我一直太过关注生死，完全没有想过这些问题。

正是这些问题让我有了一个模糊的想法，有了后来这本书里的故事。自从第一次在 ICU 通宵达旦后，时间又过了几年，我完成了住院医生的培训，完成了肺病和重症护理科的专科进修。如今，我是一名主治医生，就在我出生的那家医院的 ICU 工作。这份职责决定了我必须做出病情诊断、制定治疗方案、主持家属会谈，并对患者的未来负责。为了承担起这份责任，我在整个训练生涯中学的都是如何使用呼吸机、如何治疗败血症、如何找到肾功能衰竭的病因。我甚至还学会了在生命停止的那一刻，留在现场直面死亡，感受那终结时刻的沉重，而不是扭头避开。但是那些年我没有学到的是，没有立即死亡的患者会有什么样的遭遇。因为最新的治疗方法或者有创手术可以将他们的生命延长几天、几个月，甚至是好几年。

随着医疗技术的进步，这些人的经历值得我们重视。现在，患有囊性纤维化①的人可以拥有他们此前从未奢望过的成年生活；精通社交媒体的人可以在社交平台脸书（Facebook）②上寻求肾脏捐献者；在 ICU 活下来的人中有的在与创伤后应激障碍做斗争，有的则在长期急性病护理医院（long-term acute care hospital）③戴着呼吸机度过余生。在本书故事中出现的人，有一些是我作为医生照顾的病患，另一些则是我以作者身份接触的对象。他们每个人都曾被疾病或伤痛打倒。如果没有最新的医疗技术，他们根本不可能活下来。在他们的故事中，

① 一种遗传性外分泌腺疾病，主要累及外分泌腺和呼吸道、消化道及生殖道的上皮。白种人中最常见，致死率很高。——译者注
② 2021 年 10 月 28 日，Facebook 更名为 Meta（元宇宙）。——编者注
③ 专门治疗和照顾特殊病患的医疗机构，收治的患者一般都来自 ICU，因病情较重仍需要长期观察护理和及时治疗。——译者注

那些先进的药物和仪器很是引人关注，但是夜深人静之时，萦绕我脑海的却不是这些东西。

这些故事最为特别的地方就在于故事的主角其实都很普通。当我们随着故事进入这些人的生活时，当采取急救措施所带来的后果活生生地展现在我们眼前时，科技的光芒逐渐消散。留下的只是这些人为了生存而渡过的难关、付出的代价和取得的结果。

目录

You Can
Stop Humming
Now

测一测

你了解这些能救命的医学知识吗?

扫码鉴别正版图书
获取您的专属福利

- 需要使用呼吸机的患者,都必须在 ICU 接受治疗。这是对的吗?

  A. 对

  B. 错

- 脑损伤的患者如果短期内不见起色,就永远无法康复。这是对
  的吗?

  A. 对

  B. 错

扫码获取全部测试题及答案
一起了解那些能救命的
医学知识

- 主动脉壁突然破裂会造成一种叫主动脉夹层的致命境况。发作
  早期,患者会出现什么明显的异样?

  A. 上吐下泻

  B. 发热咳嗽

  C. 剧烈疼痛

  D. 幻视幻听

扫描左侧二维码查看本书更多测试题

You Can
Stop
Humming
Now

患者也是一个完整的人

在住院医生培训快半年的时候，我在脸书上和一个即将死在心脏病 ICU 的年轻人成了好友。

他叫萨姆·纽曼（Sam Newman），当时 28 岁，患有心脏衰竭。他一开始在自家附近的新泽西社区医院接受治疗，但是医生发现他的病情太严重。于是他们开始给周围的医院打电话，希望把这个年轻人送到最近的三级医疗中心。我不知道他们花了多长时间才找到有好医生和空床位，还愿意接收他的医疗机构。但我知道的是，那年冬天的一个晚上，一辆救护车载着萨姆，带着他的恐惧和对心脏移植手术的渺茫希望，来到了位于曼哈顿的纽约长老会医院（New York Presbyterian Hospital）的心脏病 ICU。我当时刚成为医生不到 6 个月，正在那里转科学习①。

---

① 住院医生在培训期间转换不同的科室进行实践学习。——译者注

萨姆到医院的时候，我已经下班。在公寓里，我试着入睡，却怎么都睡不着。那一年我时常处于疲惫至极的状态，那是一种带着焦虑的疲惫。挤地铁时，我在陌生人的包围中都能打着瞌睡错过站点，到了晚上终于能上床休息时，却又辗转反侧难以入眠。这些失眠之夜太让人沮丧，当我看到时钟显示早上5点时，心里反而一阵轻松。因为我可以正式起床，洗澡，为全新的一天做好准备。那天早上我来到医院，在一间病房外面围成半圆的人群中找到自己的位置，开始ICU的日常查房工作。我们通常都从病情最严重或者最复杂的新入院患者开始，随着精力逐渐衰减，最后去看需求最少的患者。最后的患者一般都住了好些天，只是在等待综合医疗层腾出床位，或者即将转院至康复医院。根据那天早上的名单，萨姆的情况既是最严重也是最复杂的，所以我们一开始就站在他的病房外。

一个实习住院医生因为彻夜照顾萨姆而睡眼惺忪，在人群中间站得比较靠前。一些急切的医学生则聚集在周围，想要找机会炫耀自己掌握的知识。一名精神抖擞、衣着入时的药剂师静立一旁，随时准备制止我们因疏忽大意而滥用抗生素、钾元素补充剂或镇静剂。我和其他培训不满一年的医生站在一起，身上穿着T恤和皱巴巴的磨砂裤，外面套着领口发黄的白色制服。在我们旁边站着的还有已经升入二年级、负责督导我们的实习住院医生。在我看来，我们面临的是不可能完成的任务。我们要试着同时做好几件事，既要了解新患者的病史，又要开出他全天所需的药物，并根据药剂师的建议实时修改，另外还要屏蔽各种噪声。

有时，我唯一能听到的就是病房里的背景噪声。呼吸机发出时而渐强、时而渐弱的"嘟、嘟、嘟、嘟、嘟"，莫名自成一曲。心电监护仪在断奏，声音短促而富有节奏；还有外形像赞博尼磨冰机（Zamboni）一样的清扫车像是设定好了似的，偏要在患者家属和医生低声谈话、情绪激动的时刻,"呼呼呼"地开始打扫楼层。不时还有护士会过来,拉走一个实习住院医生,去解释医嘱或者送患者去做 CT 扫描,甚至是去宣布某人死亡。大多数时候,我只希望自己尽可能地吸收到最重要的信息。成为医生还不到半年,我就已经快忘记完完整整地了解一个人是什么样的感觉。我学会了把每位患者简化为扫尾清单(scut list)①上的一堆待办事项,那是我们终日奋斗、努力完成的任务清单。我不关心过去也不关注未来,心里只有回家之前必须完成扫尾任务。病患的人生故事就像整晚充足的睡眠一样,已经离我远去,遁入了模糊的记忆。

但是在那天,当我听到"这位男性 28 岁……"的时候,那些呼吸机和心电监护仪的嘟嘟声、"赞博尼"的呼啸声,还有疾病带来的沉重气息全都消散了背景中。因为这个患者和我差不多同龄。从那年夏天到秋天,我们一直在训练和完善一种技巧,那就是尽可能使用简明扼要的语言和清脆快速的语调来介绍患者的病史。"这位男性 28 岁,此前身体一直很健康,直到一年前出现下肢水肿。"——当我的同事迫不及待地用这种方式来介绍新患者的时候,我发现自己真的在聆听,并且随之在脑海中构建出一个完整的故事。自从我进入医学院以来,好像还是第一次有这种体验。

萨姆是一名投资银行家,总是忙于工作。某一天下班时,他突然发现自己的脚踝全肿了。他觉得可能是坐得太久,或者喝酒太多导致的。因为工作压力大,他当时喝酒有点凶。他本打算等一闲下来,就放下啤酒杯,重回篮球场。但是肿胀的情况却越来越严重。他会在半夜惊醒,大汗淋漓,不停喘气,仿佛快要窒息,只有端正坐着才能喘

---

① 美国医界俚语,指的是在医院里特意留给实习住院医生来完成的一些低级的、常规的工作,或者临床上的训练任务。——译者注

过气来。"他的下肢水肿加重了，最近还伴有端坐呼吸①。"同事接着说道。萨姆以为自己是惊恐发作——这份工作确实很让他抓狂。那天早上站在他的病房门口时，我心想他那时肯定吓坏了。他有同事跟他说没事，不必惊慌失措，但给他介绍了一名当地医生②，以防万一。萨姆等了好几周才终于在一天早上约到医生。那位内科医生肯定以为这位年轻人只是因为严苛的工作而压力过大。换作是我，估计也会做出一样的判断。他可能听完萨姆的经历还安慰性地点点头。我想象着他把听诊器放在萨姆的胸口聆听肺部声响的样子。一开始他肯定不以为意，满心以为会听到清晰的肺音，就像人们知道一切正常时的态度一样。但他听到的却不是年轻人响亮、通畅的呼吸音，而是听诊器里传出的噼啪声，像是用手指捻转头发时发出的声音。这表示肺部纤弱的肺泡里都充满了积液。医生的表情可能会发生轻微的变化，下巴慢慢绷紧，房间氛围也逐渐凝滞。

医生可能还不敢相信，于是要求患者："咳两声给我听一下。"他希望患者咳声清脆，情况到底还是如他预想的一样——检测迅速，而年轻人也健康无虞。萨姆咳了咳，莫名紧张。他问道："没事吧？"但是医生却沉默以对。医生听见了，但是他在集中精力思索。他的脸色紧张，眼神难以捉摸。他再次俯身去检查患者的双腿。刚才很容易就忽略掉的轻微肿胀，现在却有了新的含义。

医生没有把他的忧虑告诉萨姆，至少一开始的时候没有。因为他认为在收集更多的信息之前，没有必要惊扰到这位年轻人。萨姆很害怕，都不敢提问。他甚至不知道该害怕什么，也不想知道答案，所以

---

① 患者为了减轻呼吸困难而被迫采取端坐位或半卧位的体态，是心脏功能衰竭的表现。——译者注
② 指的是附近诊所的医生。美国诊所一般比医院小，患者以咨询、检查、开药为主，不会在那住院。——译者

问诊很快就结束了。萨姆在当天做了一次胸透检查，结果传回的肺部影像模糊不清，因为肺里充满了液体。于是萨姆又回去做了一次心脏超声检查，而这次检查显示他的心肌搏动强度只有正常值的一半。医生给萨姆打电话说了这个消息，并且告诉他必须去医院。听到电话那头萨姆的呼吸加快，医生想要尽量安慰他，于是打破沉默，继续跟他说话。医生告诉萨姆可能只是某种病毒感染了他的心脏。如果是，那么按照一般病毒感染的规律，萨姆会挺过去、会好起来的。萨姆也就只当是病毒感染。他跟老板说必须请几天假，因为病毒感染什么的，但是能治好。他也给母亲打了电话，虽然说得很笼统，而且还宽慰说可能只是不知道哪来的奇怪病毒，自己很快就会好起来，不用担心。但母亲还是察觉到了情况的严重性，心里一沉，双手颤抖，忍不住在电话另一头就哭了起来。

萨姆并没有好起来，他带着一叠处方离开了医院。他母亲专门买了一个药盒，送到公寓给他。这位母亲给已经成年的儿子安排好了一周 7 天、每天早晚的药。萨姆就这样吃了两周的药，然后又做了活体组织检查[①]。萨姆躺在心导管检查床上，双脚悬空，又冷又怕，很不舒服。医生先将一根粗导管插入他的颈部，深入到颈动脉旁边的颈静脉，然后再将一根末端带有小爪的细导管通过粗导管插入他的心脏，在那里抓取一块微小的肌肉组织，以供病理医生检查。终于，诊断结果有了。病因根本就不是病毒，这不是什么可以挺过去的病。萨姆的免疫系统已经将自身列为攻击对象。无论是放在他母亲送的药盒里的药片，还是他医生开的高剂量类固醇，抑或成堆的其他药物，都于事无补。这些药每一种都有副作用，会导致腹痛、麻木或者感染，但是萨姆都默默忍了下来。

---

① 从活体的病变部位或可疑病变部位采取少量组织进行病理检查，简称"活检"。——译者注

萨姆的心脏太虚弱，心脏各腔室不再同步工作将血液泵送到全身，而是以一种被称为室性心动过速①的危险节律在运动。医生们为了平息他身体内的这场风暴而开的药物剂量之多，简直让人难以置信。当这些药物也不起作用后，他们又在萨姆的皮下植入了一个叫作心脏复律除颤器②的仪器，以便在他心脏陷入致命的节律时，释放一道电流，刺激心律回到正轨。这个仪器第一次放电时，萨姆感觉好像有一颗炸弹在体内爆炸了。随着电击越来越频繁，萨姆从家附近的医院转院到了我们医院，希望我院的专家团队可以为他提供治疗。自从前一晚转院过来以后，他的除颤器已经放电三次。也就是说，他有三次命悬一线，被电击救了回来。所以我们在保证他存活的同时，还把他放在了心脏移植的等候名单上。

我父亲是一名心脏病专家，我还小的时候就喜欢把玩他的心脏模型。那个模型很沉，设计精巧，每个心腔都可以通过一个银色的闩锁打开，看到里面的结构。父亲还教我每个部位的名称。我了解到血液是如何从全身各处流向右心房，经过一个瓣膜到达其下方的右心室，然后输出到肺部吸收氧气，再回到心脏的左侧重复上面的流程，经左心房和左心室，而后输送到全身。多年以后，当我们在医学院里解剖一具尸体时，那颗从寂静的囚笼中取出的心脏显得美丽而虚幻。但是此时此刻，我站在萨姆的病房外，清楚地意识到，这里没有什么诗意或隐喻，有的只是眼前的现实。

同事们仔细地观察着这位 28 岁患者的心电图，想比比谁能通过简

---

① 正常心跳节律由心房上方的窦房结发出的电信号控制，左右心房心室都按照指令统一运动。室性心动过速指的是窦房结下方的腔室"抢夺"心律控制权，导致心跳过速，心脏收缩不充分，无法有效地将血液输送到身体各部位，很可能导致患者猝死。——译者注

② 在患者体内植入的一种仪器，能够在数秒内识别患者的室性心律失常，然后自动放电除颤，使心律恢复正常，防止患者猝死。——译者注

单的心律判明其中隐藏至深的异常征兆。而我的视线则绕过半掩的窗帘，看向这位年轻人的病房内部。我注视着我们的患者弯下腰，从床边的抽屉里拿出了一台笔记本电脑。我感受着我自己的心跳，持续而规律。一夜之间，这位年轻人有三次差点猝死，然而他现在还活着，还在试着通过医院的无线网络上网。

理想的医患对话是怎样的

萨姆无疑是 ICU 里最有趣的患者。我们团队的主治医生在第一天早上就断言道："这是一个非常好的学习案例。"萨姆很年轻，而且患有一种罕见的严重疾病，我似乎应该争取机会参与他的日常护理，哪怕只是做些极为单调乏味的工作。但是这位年轻人让我感到害怕，所以我反而尽量避开他。一开始，这很简单。每当分配扫尾清单上的任务时，我都主动提出承担给其他患者抽血、转移和打电话的工作。但是有一天，我们组的住院医生告诉我萨姆脖子上的静脉导管①需要取出来。他最近开始发高烧，而我们却不知道缘由。那根导管有可能成了病菌进入体内的渠道，因此得有个人把它拔出来。我是那天负责手术操作的实习住院医生，所以这个活儿就归我了。我从早上一直拖到中午，吃着金枪鱼和鸡肉沙拉三明治的午餐时还在期望发烧情况会自行消退，或者清单上与"拔出导管"对应的空白框会莫名消失。但是到了下午 1 点的时候，它还在那。"我现在要去拔出导管了。"我对着空气宣布道。我们有许多淡黄色的一次性医用防护隔离衣，用来穿在衣服外面，防止耐药菌在医患之间交叉传播。我抓起其中一件穿上，走进了萨姆的病房。

---

① 又称静脉置管，指的是为方便长期输液而留置于患者静脉内的一段导管，可以减少重新穿刺的痛苦。——译者注

　　我每天早上查房的时候都会看到萨姆，但查房时的检查都很短暂，而且他往往半睡半醒。所以，这是我第一次仔细观察他。他的面部浮肿，双臂因为注射类固醇而满是瘀青，但是那些类固醇完全无法阻止他的心脏走向自我毁灭。他穿着医院的病号服，腿上带着加压器材，用以防止血块生成 ①。床头柜上铺满了祝愿早日康复的卡片，上面写着温馨简洁的祝福语。

　　"嘿，"我开口道，"我叫丹妮拉，是这儿的实习住院医生。我早上查房的时候见过你，不过你一般都在睡觉。"

　　萨姆在笔记本电脑上打着字，视线几乎没离开过屏幕。我告诉他说我们需要取出他身上的中心静脉导管，因为这个导管可能是导致他发烧的源头。他耸了耸肩，在我看来是表示同意。

　　"那么，我接下来要做的事情是这些，"我解释道，"我会剪断固定用的缝合线，这可能有点疼。然后，我会拔出导管并且在你的脖子上按压止血。"萨姆可能会流好一会儿血，因为心脏泵血能力不足已经导致他肝脏淤血，所以他身体的凝血功能也不太好 ②。我没有告诉他这一点，反而跟他说，我会叫他帮忙做点事情。

　　我说道："当我拔管的时候，我会叫你发出哼鸣声。"

　　萨姆从电脑上抬起头道："哼鸣？"这是我第一次听到他的声音。听到他的语气如此毫无波澜，我心里一震。我解释说，发出哼鸣声可以提高他胸腔内的气压。一拔出导管，我就会用一块纱布盖住微小的针孔，但是其中间隔的一瞬间可能会有气泡进入他的体内，通过血管

---

① 血液在静脉中凝滞变稠，以至堵塞全身血液循环的情况。——译者注
② 人体内凝血因子大部分是在肝脏内合成的，肝脏淤血会造成凝血功能障碍。——译者注

到达心脏。不用等他的疾病发作,气泡就会杀死他[1]。发出哼鸣声可以减少这种情况发生的概率。

"好吧,哼鸣。"萨姆好像觉得很有趣。相比我们之前对他的各种要求,哼鸣似乎有点傻气。他合上笔记本电脑,把它放到了床头柜上,说:"这我能做。"

我俯下身,轻轻地剥去萨姆脖子上包住导管入口的敷料。我用小镊子挑起缝合线,然后把它们一一剪断。我必须靠得很近,所以我能听到他的呼吸声。他身上的气味闻起来很暖和,有点汗味,但是并不重。是时候取出导管了。我把他的床头放低。"这样可以吗?"我问道。"嗯哼。"他说道。

"一、二、三。好了,就是现在!开始哼吧。"

"嗯嗯嗯嗯嗯嗯……"

我把导管抽了出来,用纱布盖住了创口。我看着一滴血从萨姆的脖子上滑落,滴在他的病号服上。我把床头调回到坐姿角度,手还按在他的脖子上。"等一两分钟就好。"我告诉他说。

外面正在下雪,今年冬天看来会很难熬。房间里很安静。"看着像西伯利亚一样。"我指着窗外,打破沉默。屋外,白雪已经覆盖了纽约的街道。

萨姆转头看我,正好扭到我按住他脖子的地方,疼得缩了一下。"抱歉,"我说道,"再等一小会儿。"

他转了回去,说:"你知道吗?我曾经去过一次西伯利亚。"

---

[1] 气泡进入血液循环后会造成血流堵塞,该情况叫作空气栓塞,极易致命。——译者注

"真的吗？"

我继续按着纱布。这是我好几周，甚至好几个月以来在同一个病房里待得最长的一次。以后或许再也不会有这样的情况。萨姆告诉我，几年前他和几个哥们儿一起乘坐了西伯利亚大铁路的列车。他们到处旅行，去了我从未见过的地方，有些我甚至从未听说过。"那次旅行肯定很精彩。"我说道。他告诉我确实棒极了。我附和道："看到那些风景，肯定觉得很酷吧。"

"你有脸书吗？"萨姆问我，"我在上面发过照片。我加你好友，你就能看见了。"

我抬起纱布，萨姆已经止血了。我用一块新纱布盖住伤口，接着用一块胶布固定住，然后把从他体内取出的静脉导管扔进了房间另一头的橙色医疗垃圾桶里。我得让他的护士知道我弄脏了他的病号服。我说："是的，我有脸书。导管取出来了，我要去通知你的护士。"

走出病房，我深吸了一口气。我身上都出汗了。我在扫尾清单上的空白框里画了一个大大的叉①。

我们组的住院医生问道："还顺利吧？""那当然。"我回道，拔导管很难称得上是什么手术，"完全没问题。我们接下来做什么？"

那天晚上回到家里，我登上脸书，找到了萨姆发来的好友申请。我犹豫了一会儿，然后选了接受，点开了他的主页。就在10多个小时前，我从这位患者身上拔出了导管，当时的他因积液过多且大量使用类固醇而全身浮肿、腹部隆起、手脚瘀青，但是脸书上的这个男生却很健康帅气，看着像是一个常打篮球、爱喝啤酒的小伙子。网页上写

---

① 美国的填表习惯是在需要选择的方框里画叉而不是打对勾。——译者注

着他是"单身"，喜欢英国摇滚乐队电台司令（Radiohead）和汤姆·克兰西（Tom Clancy）[①]。他在 ICU 里还更新着状态。看他开玩笑的语气，你或许会以为他住院只是因为扭伤了脚踝。但是那天我曾在他的脖子上按压止血，所以我知道事情的真相。

第二天我没有去萨姆的病房，也没有跟同事说他加我好友的事情。我差点说了，但后来想想还是算了，感觉好像我要是说了就会辜负他的信任。又过了一周，查房的时候，我们讨论了他退烧后又复发的情况。这根本就不是导管的问题。不久之后，我在心脏 ICU 的转科学习结束了。我转到了下一站——心脏病住院服务部。那一年的实习生涯里，转科学习似乎永无止境。我的日子过得很充实，我很少想起我和萨姆的那次交流。但是有时我晚上打开电脑登录脸书，会不自觉地浏览他发布的照片或者更新的状态。那些内容总是充满乐观。有一次他因为一条腿出现严重皮肤感染而被送进手术室，术后他发布说："刚从手术室出来，状态非常好!!!"与此同时，我从他的医疗记录里得知他还在持续发烧，他的除颤器也一直在时不时地放电，而且他还在等着可能永远也等不到的心脏移植。一个多月之后的一天，我发现我的脸书收件箱里有一条未读消息，是他发过来的。他写道："我现在可以不再哼鸣了吗？"

在假想世界里，我回复了萨姆，态度友好，并不客套，而且第二天还回 ICU 去看望了他。我会坐下来。我们会多聊聊他在旅行中看到的地方，聊聊他在生病之前的生活是什么样的，他希望以后的情况会是什么样的，如果他接受了移植手术，如果他没有死的话……他会教给我一点经验，告诉我在 28 岁的年纪就前途未卜，等待不知何时到来

---

① 美国畅销小说家，擅长写作以冷战为背景的政治、军事、间谍故事，代表作有《猎杀"红十月号"》《惊天核网》《彩虹六号》等。——译者注

的心脏移植、身体感染，乃至脸书上的回复是何感受。又或者话题不会这么沉重，我只不过是在中午开会前帮他缓解一下无聊而已。但是，在现实世界里，这些都没有发生。我刚开始打字回复就停下了。我不确定为什么，也许是因为我知道自己越过了某条无形的边界，也许我只是不想让扫尾清单上的任务变成某种现实的东西。我知道我并非在意他是否看了我的照片，看见我和好朋友们在一起，穿着傻里傻气的衣服，或者在晚上出去玩的路上喝香槟酒。我想我之所以感觉不舒服，是因为我太过投入，对他发布的照片和状态太过了解。我退出了脸书。我再也没有浏览过他的页面，我害怕他可能会察觉到我的浏览痕迹。

又过了好几个月，我一直都没想起过萨姆。直到春天的一个夜晚，我一时兴起又回去看他的脸书页面。那些我熟稔于心的照片和状态都不在了，取而代之的是满屏的悼念留言。我逐条读完了好几页的留言。然后，登录到我们医院的在线医疗档案系统，找寻心里已然知晓的结果。档案显示，在我结束了 ICU 的学习后，萨姆的心律稳定了下来，还转移到了综合医疗层。但不久后，他的心脏状况又恶化了，肾脏也出现了衰竭，开始接受血液透析。最终，他病情严重到无法接受移植手术，但是如果不移植，他就会死去。他的父母和医生们都说："算了。"

萨姆病逝了。然而他的信息还留在我的收件箱里，满怀着期待。我不确定脸书主页在用户死后会保留多长时间。我在睡觉之前又看了一遍他的资料，然后关闭了电脑。

关心的边界是隐私权

春去夏来，我成了二年级的住院医生，开始领导我自己的实习住院医生团队。如今的我已经完全习惯了医院生活的节奏。我遵照当初受训时的严格要求，尽量把每位患者都提炼成扫尾清单上的一连串任务。我会教导组里的实习住院医生如何安排 CT 扫描，如何知会悲痛欲绝的家属，如何从手指脚趾的细微静脉采血，以及在门诊患者需要使用抗生素时，如何耐心等待处方通过保险审批 ①，等等。在我一边打电话，一边研究各种化验结果时，我常把自己想象成某种极致效率的典范，就像空中交通管制员一样。我一般不会去想什么总体目标，就算想到了，那也只可能意味着保住患者的性命，直到他们出院，或者是有人告诉我们别治了。我们和患者说再见的方式就是当患者转移到综合医疗层时匆忙地完成病情总结，或者是当电击除颤和胸外按压都无力回天时简短地写下患者的死亡记录。没有时间沉思，甚至连房间都没有时间打扫干净，下一个患者就来了。

有时在半梦半醒的迷蒙中，或者黎明前在跑步机上冲刺时，我会想起那条没有回复的脸书消息。我甚至还用一副"医院是不是怪怪的？"的口吻，跟几个医疗圈外的朋友说过这个事。我以前用同样的语气跟他们讲过在宣告死亡的流程中，有一个步骤是要把一块纱布放进死者的眼睛里来确定他不会眨眼。但是我和萨姆的那次交流以及我后来的沉默应对一直让我觉得很郁闷。所以有一天晚上，当我又在医院里度过了漫长的一天后，我决定把这个故事写出来。我修改了患者的名字和病因，只用一个晚上就写完了。这篇文章在我培训第二年的春天被登载到了《纽约时报》的生活版块，当时我感到无比的惊讶和自豪。几天后，我收到一条信息，要求我去见一位医院的管理人员。

---

① 美国的医疗保险公司有权预先审核被保险人就医时使用的药物种类、数量等。若患者购买使用了未经批准的药物，保险公司可能会拒绝报销相关费用。所以医生在开处方之前需要先确认保险公司是否同意报销。——译者注

会面的那天，我穿着洗手衣 ①。我当时处于随时待命的状态，实在不想换衣服，否则我大概还是会穿着普通衣服去的。这是我第一次进入医院的行政套间。我缓慢地走过镶木板的过道，惊叹于此处的整洁与安静。就在几层楼之外的地方，充斥着永不停歇的声响与难以消散的气味，与之形成鲜明的对比。

一位衣着整洁、身材苗条的助理领着我穿过迷宫一样的走道，把我带进了管理人员的办公室。我在一张大木桌对面的椅子上坐下，直到那一刻，我才开始思考自己为什么会在那里，以及可能会发生什么。当我坐在那里，穿着明显与环境格格不入的洗手衣，突然感到一阵寒意时，我才意识到自己有多么紧张。如果我是因为接受患者的好友添加请求而即将被处罚，那么我还可以忍受。我的文章本就已经饱受苛责。有些人因为我没能回复那条脸书消息，就认为我人品不行，还是个庸医。有的建议我离开医疗圈，就算我不肯找一个更合适的职业，至少也应该换一个专业领域，比如病理学这种极少与患者接触的领域。这些都不算什么。我无法忍受的是患者的家属也很生气。我突然发现自己无法摆脱自责的念头。也许我就不应该与他们的儿子有那么片刻的交流分享，还当成自己的故事讲出来。我心里隐隐抽痛。桌上有一个迷你糖果机。我扭动旋钮，看着半打软心糖豆像瀑布一样倾注到手心里。我看了一眼手表，到底还要等多久呢？

过了一会儿，那位管理人员进来了。他个子很高，身上的西装一看就很时髦。我们先是闲聊了一会儿我第二年度的培训和工作，以及刚到夏天、气候还未变得潮湿闷热时的城市美景。我吃了两三颗糖豆，剩下的全粘在了手上。然后这位医院的管理者跟我说，他想谈谈我的

---

① 医护工作人员常穿的工作服，一般是上身短袖，下身长裤，多采用磨砂材质。上身设计为短袖是为了方便在手术前进行手部的清洗消毒。负责直接手术操作的医生还需要在洗手衣外面套上隔离用的手术衣。——译者注

文章。首先是脸书的事情。现在医院不得不考虑出台相关政策，规范医生和患者在脸书上交友的事宜。其次，我不仅在脸书上关注了我的患者，还查看了他的在线医疗档案，获取了他的健康信息。那时候我已经不是负责照看他的医生了，这是违反患者隐私保护规定的。如果是为了临床治疗或研究的目的，倒是可以理解，但是这也需要相应的批准。不过我的行为似乎更像是出于好奇，而非别的原因。他告诉我，虽然没到需要通报批评的程度，但是已经有些人对此大皱眉头。最后，他希望我继续写作，这让我感激地点了点头。他希望我下次再写东西的时候，事先跟他把内容讲清楚。我又点了点头。

他说的都是事实。我确实接受了患者的好友申请；我确实一直在通过电子病历里面的记录关注他的治疗进程，从 ICU 到综合医疗层，又回到 ICU；我确实很想知道他怎么样了。我当时没觉得自己的动机有什么问题，但是那天坐在行政套间里，我开始不安。这一切纯粹是好奇心作祟，而这种好奇心也许已经越界。也许当我在 ICU 的学习结束，不再负责那位患者的时候，我的好奇心就该随之消失。

还在医学院上学的时候，我学了一门叫作叙事医学的课程。这门课的宗旨是了解患者的人生轨迹有助于我们成为更好的医生。根据课程安排，我们去大都会艺术博物馆实地参观了画作《苏格拉底之死》[①]和大理石雕塑《受伤的战士》[②]等艺术品，希望通过接触描绘苦难的艺术品来加深对人类病痛的理解。我喜欢这种理念。在上医学院之前，我曾经做过健康记者。记者是讲故事的人，所以我认定自己以后对患

---

① 法国画家雅克－路易·大卫于 1787 年创作的油画，描绘的是古希腊哲学家苏格拉底遭到当局迫害被判死刑后，拒绝弟子协助他逃狱的建议，为贯彻遵守法律的信念而慷慨赴死的画面。——译者注

② 罗马帝国时期的大理石雕塑，制于公元 138～181 年间，展现的是一个右手持矛、左手举盾、受伤濒死的战士形象。据考证，这个雕塑是古罗马艺术家仿制古希腊雕塑家克勒西拉斯的青铜雕塑而做的。——译者注

者讲述的人生故事自然会有感触，而这份感触也会融入我对他们的治疗里。当我们漫步于博物馆中时，我在脑海里构建出一个模糊的场景，我像向导和朋友一样陪伴着患者，就如同身处于一幅印象派画作之中。但是博物馆之旅结束后，我们就把艺术和苦难抛诸脑后，还去了附近一家酒吧，在那开怀畅饮，大玩啤酒乒乓①。

　　第二天，我们都是睡眼惺忪的样子，在教室昏昏沉沉地上课，还笑着把宿醉的问题归咎于叙事医学。不过，我还是暗自思忖了这一切的意义所在。能够理解患者作为人的一面，并且以自身的人性去回应那一面——这就是我想成为的医生。也许我并不需要去大都会艺术博物馆观摩艺术品来做到这一点。成为理想的医生后，我会时常问询，探究每位患者的恐惧和希冀。我绝不会不做解释就给患者开处方或者做手术，哪怕再小的手术也不行。我绝不会在抽血的时候按住患者的手臂，把全身的重量压在上面。我绝不会在走进病房时碰见患者正在使用坐厕椅，却只说一句"抱歉"就径自上前用听诊器去听她的肺音。我绝不会对患者说我下午会来解答疑问，结果第二天才去。

　　然而事实并非如此。这些事情我全都做过，而且不止一次。作为一名正在接受培训的医生，我的职责似乎就是迅速而安静地完成手头的任务，不要问太多问题，以免打乱工作的进程。为了做到这一点，我需要适应一个重视效率的系统，而这往往是以牺牲对患者经历的关注为代价的。当我离开教室来到病房后，我逐渐认识到，询问患者社会经历，比如住在哪里、和谁住在一起、有没有养狗、是否嗑药、做的什么工作，虽然有趣，但是终究并非必要。等实习到了年中的时候，如果很忙或者很累，我就会从患者以前的病历中直接复制粘贴其社会

---

① 一种饮酒游戏。游戏规则是将两组装有啤酒的杯子放在桌子的两侧，参赛者分两队站在桌子两边，轮流向对方啤酒杯投掷乒乓球，若球成功掷入杯中，则守方喝掉这杯酒并拿走酒杯。啤酒最先拿光的一方输掉比赛，并且还要喝掉胜方剩余的酒。——译者注

经历，有时甚至连读都不读，而忙和累正是我工作的常态。一遍又一遍地问同样的问题，实在让人感觉厌倦，况且这些问题的答案多半无关紧要。患者一旦离开 ICU、医院或者门诊，我作为医生的角色自然也就退场了。

那天在行政办公室里，我受到批评的原因有二，首先是接受好友添加请求，其次是后来还想知道患者的状况。我道了歉，突然为自己罪恶的好奇心感到一阵羞愧。当我不再负责患者的治疗后，我就不该再看他们的记录了——这就是我被叫来的全部缘由。我本来也没有多少时间去看，我有太多事情要做。就在这时，我的传呼机响了，尖锐而持续的声音把我从沉思中拉回现实。"真的很抱歉，"我指着传呼机解释道，"我得走了。"急诊科里有一个新来的患者正等着我。我把听诊器挂在脖子上，收起文件，头也不回地走了。

第 2 章

重症患者中幸运的
百分之十

You Can
Stop
Humming
Now

气管插管到底意味着什么

那是一个周六，我从纽约来到波士顿接受重症监护附属专科培训已经有好几个月了。那天我开始在马萨诸塞州综合医院（Massachusetts General Hospital）的呼吸急症监护病房（Respiratory Acute Care Unit，RACU）兼职上班[①]。我在那每小时的工资是 80 美元，负责照顾在 ICU 活下来，但是还没有康复的患者。这些患者一旦离开呼吸机就无法呼吸。他们易受感染，常有谵妄[②]的症状，时而情绪激动，时而神志不清。由于病情过于"稳定"，他们并不需要在 ICU 接受片刻不离的照看。但是对于综合医疗层或者疗养院，他们的病情又过于严重。于是这些患者最终都会来到 RACU 这个特殊部门，在这里住上数周到数月。我觉得这里就是炼狱。不过我周末有空，又只拿着专科医生级别的工资，

---

① 　很多美国医生都会选择兼职，一方面增加收入，另一方面拓展职业技能。许多医院甚至鼓励医生在本院其他部门兼职。兼职时间一般是工作日晚间或周末。——译者注

② 　一种突发的严重的脑功能改变。患者不能与外界正常接触，常出现幻觉和过度兴奋，注意力涣散，思维及言语混乱，可伴有意识清晰度的下降，错觉，睡眠紊乱，时间、地点、人物定向障碍及记忆障碍。——编者注

似乎也不该对兼职挑三拣四，尤其是对一份只需白天工作，不用熬夜上班就能有额外收入的兼职。

我的工作清单上有 10 位患者。其中一位叫乔治·奥布赖恩（George O'Brien），75 岁，已经将近一年没离开过医院。他最初进入 ICU 是因为严重感染导致血压过低，引发肾功能衰竭。后来，医院里的耐药菌导致他反复感染肺炎[①]，而肺部受损又严重削弱了他独立呼吸的能力。根据我接班前看到的记录，大约两个月前的一天，他差点就出院了。那天，他因为一些小问题推迟了出院，而康复机构也同意在 24 小时之内为他保留床位。但是第二天又出了点状况——肾功能恶化，各项血液指标偏低，所以他又一次留在了医院病房里。回过头来看，在那一天，出院的机会也许就那么一去不返了。300 多天过去，奥布赖恩先生从没有离开过医院，而且似乎永远也无法离开了。

奥布赖恩先生将近一年的经历都被压缩成背景资料中寥寥几段文字和一份记录感染源和抗生素使用情况的清单。读完资料后，我草草记下他昨晚的生命体征，走向他的病房，开始晨间查房工作。门上的一块牌子上写着，他正在接受"隔离治疗"，因为他可能患有艰难梭菌（clostridium difficile）引起的腹泻。这是一种传染性很强的传染病，容易在医院和疗养院里传播肆虐。我手里拿着一双紫色手套，身上套着一件黄色隔离衣，里面则是周末常穿的羊毛夹克、磨砂裤和匡威运动鞋。准备完毕后，我进入病房。奥布赖恩先生躺在床上没有动静，乍一看都不知道他是不是还活着。他有着人的形体，手臂、腿脚、躯干、脸庞等组成部分俱全，但是看上去却像一具空壳，似乎丧失了某种基本的活力。他的眼睛半睁半闭，胸膛随着呼吸机的声音起起伏伏。他

---

① 医院内部环境中通常有很多耐药菌，如果患者在入院接受治疗的过程中感染，可能会引发肺炎，这种情况也叫作医院获得性肺炎。——译者注

的双腿肿胀，黄色的液体像泪珠一样从小腿上的小水泡里滴下来。房间里弥漫着滑石粉、消毒剂和体液的味道。

当我俯身把冰冷的听诊器放在奥布赖恩先生胸前时，他还是一动不动。我站到他旁边，这才注意到他的妻子正静静地坐在房间角落的椅子上。我心下恍然："她当然在啊。"我听人说过，这 300 多天她也一直住在医院里。她是一个又高又瘦的女人，皮肤、头发和衣服都似乎黯淡到和房间墙壁融为一体。当我给她丈夫做检查时，她就一言不发地看着。"早上好，奥布赖恩先生！"我带着略显夸张的活力大声说道，他对此毫无反应。"奥布赖恩先生？"我按了按他的肩膀，还是没有反应。几个月的重病外加几次轻度中风导致他陷入了木僵状态①。我动了一下他的胳膊，看到他面露苦涩。稍后，我会在日志里面写上"疼痛时面部有反应"。

当我听到他妻子说话时，我愣了一下。"医生，他今天的血液指标怎么样？"她的声音很急促。我不知道是不是应该跟她简单聊聊，了解一下她和丈夫来这里之前的生活，但是我只有那天上班，而她似乎也没心情聊天。幸好我扫过一眼她丈夫的化验结果，就算不能让她满意，至少也有足够的信息答复她。

听完我的回答，奥布赖恩夫人一边说着"今天的指标比昨天低"，一边拿出一支笔和一本小册子。看得出，她肯定每天都在上面记录她丈夫的检测数据。她的话让我有点惊讶，还有些奇怪的负罪感。我摸了摸她丈夫的腿，用指尖按压他的皮肤，测试肿胀程度。我移开手指，留下一处凹陷。她全程看着我。"医生，他需要输血吗？"她开口问道。并不需要输血——血液指标确实降低了，部分原因可能在于我们每天

---

①　以缄默，随意运动缺失、显著减低或受阻，以及精神运动无反应性为特征的一种精神病理状态。意识可以是紊乱的，依病因性质而定。——译者注

都抽血检查，不过也还没有低到需要输血的程度。妻子又问："医生，那他今天的肾功能情况呢？"情况不太好——身体能够实现自主排尿，但是还没有好转到可以排出胃部、肺部和腿部的积液，皮肤上现在还能看出我刚才按压的痕迹。我告诉她说："从昨天到现在没有变化。"她似乎松了口气，回道："那就好。"但这其实并不是什么好消息。

我看了看奥布赖恩先生，心想也不知道他到底疼不疼，但愿他感觉不到痛苦吧。随后，我大声对他说了句"再见"，脱下隔离衣，和手套一起扔进垃圾箱，洗洗手，离开了病房。

是时候去看下一位患者了。那是一位患有肺气肿的 70 岁女士，自打一次体外循环心脏手术后，她就一直无法自主呼吸。奥布赖恩先生病得很重，对外界没有回应，而这位女士是清醒的。但是她和奥布赖恩先生一样，脖子上也有一个气管造口术留下的开口与呼吸机相连，因此，她无法发声。然而我一走进房间，她就开始焦急地嚅动嘴唇。

"你好，我是丹妮拉，今天的值班医生。"我一边自我介绍，一边努力读懂她的唇语。"好的，试着慢点说，你疼吗？"我问道。她摇了摇头，明确地否定了。我靠向她，想着也许能听见她说的话。"你想要护士来吗？"她摇头否定，嘴唇发出难懂的信息。"对不起，你能再说一次吗？"她又张开口，看起来像是在尖叫。但她呼出的空气绕过了声带，通过气管造口进入了呼吸机管道，使她无法发声。如果她的假牙还在，她的唇语多少会更清楚些，但她的嘴已经萎缩到戴不进假牙。"也许你可以写下来？"我说，她点点头。我心想，好了，这样可能行得通。我递给她一张纸、一支笔和一个用来垫着写字的纸巾盒。但她的双手太虚弱，只能画出一些无法辨认的模糊线条。笔从她手中滑落，滚到床下。我本想捡起来给她，她却摇摇头。我让她感觉更沮丧了，但我还是不知道她想说什么，而且在这花的时间已经超出我的计划。

我又靠过去，这次她的嘴唇动作有点熟悉。"你是说，'我要！'"我说道，突然有了成就感。她点点头，我接着问："你想要什么？"

我看着她双唇开合，又使劲说出"W"开头的双音节词。"水？（water）。你要水吗？"她点点头。对了！她想要水。我查阅了一下患者名单上的资料。难怪她不能喝水——她身体太虚弱，容易呛水，引发肺炎。她目不转睛地盯着我的脸。她是通过静脉输液补充水分的，所以没有脱水，但她一定很想念冷饮的味道。我鼓起勇气，打破她的希望。"你不能喝水，不安全。"我尽可能柔声地说道，"我可以让护士用水给你擦擦嘴。"她摇了摇头。不，那不是她想要的。"我真的很抱歉。"我说道。同样的空话，她肯定已经听过几十次了。我看到她双眼失神，想把目光移开，于是给她做了检查，用听诊器听了听心脏和肺部，用手按了按腹部和腿部。她无言地看着我，目不转睛，直到我离开房间。

当我在走廊里用免洗消毒液搓手时，一个护士正好走过。她是一个慈祥的女人，穿着粉红色的洗手衣，上衣还有花朵图案。那天上午早些时候，我听到她和一些患者说话。哪怕是面对神志不清、无法回应的人，她也没有一声不吭地就给他们翻身清洗，而会温柔恭敬地解释自己在做什么。她碰了碰我的肩膀。"孩子，今天是换你跟我们一起待在这个疯狂的地方吧？"她笑着说。"是啊。"我看着手表回答。已经过去两个小时，但是在这里又有谁在意时间呢？"至少，在接下来的 10 个小时里是。"她手里拿着几粒大药丸和一袋厚厚的白色营养液，这些浆液可以代替膳食，通过饲管给患者补充营养。"里间那有一桌美食，你去尝尝吧，别错过咖啡蛋糕！那是我的独家秘方哦。"我超爱咖啡蛋糕，尤其是工作、压力大或身心俱疲的时候。我走到过道尽头的小里间，那里散发着黄油一样的香味。她不是在开玩笑，真的有一桌美食。饥肠辘辘的感觉突然袭来。我给自己切了一大块咖啡蛋糕，几口就吃进嘴里，再来一杯橙汁好把蛋糕冲下去。我细细品味了一会儿冷饮的味道，接着又回去找名单上的下一位患者。

时间过得很慢。作为既不了解患者或家属的历史状况，也不需要对他们负责的兼职医生，我们的工作就是在周末维持现状而已。我们一举一动都如履薄冰，好像一不小心就会打破脆弱的平衡，然后一切都会崩溃，就算到了晚上 7 点也下不了班，甚至永远都回不了家。这些患者都病得很重，但他们大多数时候并非命在旦夕。这种处境让人产生一种奇怪的感觉——令人担忧，同时又让人麻木。

慢性危重症在许多方面都体现出这种分裂的特质。这个看似自相矛盾的名称在 20 世纪 80 年代被提出，用于像奥布赖恩先生这样的患者。他们经历了败血症、中风或外伤等急性危重症，但是尚未康复，而且可能永远也不会康复。每时每刻都有将近 10 万人在这片长期疾病的苦海里挣扎。慢性危重症的首要定义是在患者没有呼吸机的帮助下无法呼吸，因此需要气管造口导管将患者与呼吸机相连，这种连接方式更加持久、稳定。但是慢性危重症患者还会遇到一系列相关的问题。他们的免疫系统受损，容易在感染之后再感染；他们身体非常虚弱，神志不清，还有肾衰竭，以及皮肤破裂而导致的溃疡。总而言之，身体一概不如从前。其中一半人会在一年内死亡。只有 10% 的人能够恢复生活自理能力，成功出院回家。

大家并不喜欢谈及慢性危重症，这也难怪。我之所以投身于重症监护医学，是因为这个领域有惊人的技术，而我也希望自己能做一些拯救生命的事情，并不是因为我想知道重症监护之后是什么样的状况。有时我们的干预措施虽然成功地避免了死亡，结果却不是我们希望的样子。慢性危重症，顾名思义，就是苟延残喘、不得解脱。尽管我在住院医生培训和专科医生培训时照顾过许多最终进入这个生死边缘地带的患者，甚至是导致这种结果的决策者之一，但是当我决定成为一名重症监护医生的时候，并没有怎么思量过因为重症监护而导致的慢性危重症。事实上，我之前甚至都没有听说过"慢性危重症"这个词，直到我接受专科培训一段时间以后才知道，我也从来没有和患者家属讨论过慢性危重症的表现和预后情况[①]。

在那次周六兼职的前一个月，我照顾了一位老年人，他因流感导致的肺气肿严重恶化而入院。他的情况非常不好，我们不得不通过静脉给他注射大量类固醇，并对他进行深度镇静治疗，以便呼吸机发挥作用。当时我们都很难想象他怎么能活下来，然而，两周后，他的病情有所好转。我们逐步减少他的类固醇剂量。他慢慢地恢复了知觉，但身体还是太虚弱，几乎都不能把胳膊从床上抬起来，而且肌肉无力，不能自主呼吸。这个时候就得考虑连接呼吸机的更持久的方法——气管造口导管了。

气管造口术是一种相对小型的手术。对于一些患者，这个手术甚至可以在病床边进行，不用去手术室。但这个手术意义重大，因为它通常是从急性危重症转向慢性危重症的标志。就像对慢性危重症一样，这也不是我们爱谈论的话题。随便从一堆医疗题材的电视剧里挑一个，再从里面任选一个场景，你可能都会看到医生们急匆匆地把一个躺在轮床上的人送进急诊室。他就快没呼吸了，背景音乐紧张起来。"我们需要插管！"有人喊道，然后相关器材神奇地出现，一位医生在手术床头站定。有人抓住患者的下巴往上推，让他的脖子弯曲。医生把一块叫作喉镜的弯曲金属片放入患者的嘴里，把舌头推到一边，直到她终于看到 V 形、白色、带状的声带。有人递给她塑料材质的气管导管，

---

① 医生根据对疾病的了解，对疾病的近期和远期疗效、恢复或进展程度的评估。——译者注

她把导管向前伸。管子插入完毕，背景音乐也舒缓下来。死难因此避免，转到下一个场景。紧接一段商业广告之后，患者又将恢复自主呼吸的能力。

在现实中，绝大多数需要呼吸机的人，比如患有肺炎或肺气肿严重发作的患者，确实恢复得很快，几天后就可以自主呼吸，可以拔掉插管。但对有些人来说，情况并非如此。日子一天天过去，他们却仍然无法不依靠机器来呼吸。穿过嘴部的呼吸管并不是为长期使用而设计的，它具有侵入性，患者通常需要大量的止痛药和镇静剂来忍受它引起的不适。此外，呼吸管只要放置几周时间，就会损伤声带。这也是为什么每当插管到两周的时候，我们就会开始讨论实施气管造口术。患者在气管造口术后，也许最终能够恢复体能，可以自主呼吸和进食，但是刚开始时是做不到的。所以外科医生在实施气管造口术时，往往会在同一天完成另一个手术，叫作经皮内镜下胃造口术，即在患者胃部开口，连接饲管，简称"胃造口术"。

这些手术可能代表着一个关键性的决策，因此需要深思。我们需要考虑患者为了获得活得更久而愿意承受多少痛苦，可以接受什么样的维生方式。但根据我的经验，我们很少会承认这一点。在最近的这个病例中，我就像处理其他许多病例时一样，在 ICU 外的一个没有窗户的小会议室里会见了患者的妻儿，并向他们阐明了情况。

"我们还有别的选择吗？"妻子问道。她想跟我聊聊她丈夫的事情。这位患者平时在社区里很活跃，虽然已经 80 岁，但仍然是聚会时的主角，而且是那种会在桌上跳舞的人。

我告诉她还有一个选择——我们可以把呼吸机从他身上取下来。

"那他不会死吗？"

"有可能。"我说。我想到这位患者有多么虚弱，有几次，我们尝试让他脱离呼吸机，每次他的呼吸都很快变得短促而无力。"我们会确保他感到舒适。"我补充道。

"那如果我们选择做这个手术，以后还有可能拿掉管子吗？"

"我们希望如此，那正是我们的目标。"我说，"但我们不知道结果会怎样。"

也许那个时候我本可以对家属说一些不一样的话。朱迪丝·纳尔逊（Judith Nelson）在纽约市工作，是重症监护与缓和照顾领域的医生兼研究者。她倾向于使用"慢性危重症"这个词来和患者家属讨论这方面的决定。她会告诉他们，这种病的预后情况比某些癌症还要糟糕。很少有人听说过这个词，所以她通过这种专业用语，让家属们从手术之外的角度去思考，从而将这种模糊的状态变成一种清晰的诊断结论。这并不是说她想要劝阻患者家属不要采取激进的干预措施；她的目的是向家属说明患者之后的生活可能是什么样的，这样他们就能在充分了解情况的基础上，做出贴近现实的选择。这不仅关系到做不做气管造口术，还关系到其他无数大大小小的选择。她曾对我说："人们愿意赌上渺茫的希望，而我也确实想支持他们。问题在于要如何既让他们享受到重症监护的全部好处，保留可能的希望，同时又避免遇到非常糟糕的结局。"

第二天早上我回到患者的病房时，他的妻子告诉我他们已经做出了决定——他们选择进行气管造口术。那天手术室的时间表上正好有一个空档，所以下午晚些时候，那位患者就带着气管导管和胃管回到了 ICU。

从那天起，当我在 RACU 做周末兼职时，常常会不自觉地回想起那次家属谈话。我时不时地还会溜去里屋再吃一片咖啡蛋糕，也时不时地被传呼机叫走。我最后一次听到那位患者的情况时，他正在 ICU 里和一种新的肺炎做斗争。如果他熬过了那次感染，他可能会被转移到 RACU，那我就可能会在某次兼职时再看到他。但是在那之后又如何呢？我不禁想知道他妻子当时是否明白，当她签字同意进行气管造口术时，她到底同意的是什么。不过也许她当时根本就不可能理解。那天环顾四周，我心想，在那些被我带到气管导管和呼吸机世界里的患者及其家属中，估计没有人知道结果会是这样的。如果知道了，他们会改变决定吗？

中间站——长期急性病护理医院

关于慢性危重症的沟通有一个困难，那就是患者并不总是像奥布赖恩先生那样。虽然过程通常都是身体机能缓慢下降，时不时会出现感染、谵妄和器官衰竭，但是也有例外。尽管患者有很大可能会变成奥布赖恩先生那样，但也有另一种情况，那就是名叫查理·阿特金森（Charlie Atkinson）的男人的故事了。

我第一次见到查理是在一个春天的下午，他当时已经将近 9 个月没回家了。这位爱好社交和运动的 76 岁老人在一次傍晚的户外鸡尾酒会上被蚊子叮咬，感染上了西尼罗病毒[1]，且病症严重。病毒几乎要了他的命。在 ICU 住了几周后，他活了下来，但是他没有呼吸机就无法呼吸。西尼罗病毒导致类似于脊髓灰质炎的瘫痪，这意味着查理的胳膊和腿都不能动弹。此外，他还处于谵妄状态。他接受了气管造口术，

---

[1] 最初于 1937 年从乌干达西尼罗地区一位妇女体中首次分离出来而得名。西尼罗病毒可以导致人类罹患神经系统疾病甚至死亡，它以鸟和蚊子之间的传播循环而在自然界中存在，人类、马和其他哺乳动物都可能被感染。——译者注

也接上了饲管，最后从 ICU 转到了 RACU，在那里又待了几周。当时，单从某些指标来看，查理已经可以出院，毕竟他的各项化验结果和血压都很稳定。但是查理连一根手指都动不了，也离不开呼吸机，只有被叫到名字的时候才有点反应，所以他还回不了家。因此，查理从RACU 转移到另一种专门的医院。这种医院里的患者仍然需要呼吸机或气管导管，但是他们病情还没有严重到需要去 ICU 或 RACU 接受监护。这是查理的家属乃至许多医生，尤其是在传统医院接受培训的医生都从未涉足过的医院，它被称为长期急性病护理医院，简称"长护医院"。

当我还是住院医生的时候，每次要向患者家属解释患者即将转移至长护医院，而我又想要表现积极的态度时，我就会笼统地将这个过程描述为"去康复中心"。我怀疑这样会给家属们一个充满希望但不切实际的印象。他们会以为自己深爱的、依赖呼吸机维生且神志不清的家人，最后会去跑步机上健身。但我那时真的不确定这类设施里除康复治疗以外是什么样的情况。到重症护理专科培训将近一年的时候，我还是没去过一家长护医院。但是我知道，我需要更清楚下一站的情况，才能和慢性危重症患者及其家属讨论未来可能发生的事情。于是一个春日，我循着我许多患者走过的路，从马萨诸塞州综合医院到我们的附属长护医院斯波尔丁持续护理医院（Spaulding Hospital for Continuing Care），一心希望能找到一些愿意跟我讲讲在那的生活情况的患者或家属。

因为我对那里的状况毫无预期，所以当我走过绿树成荫的道路，看到一座漂亮的砖石建筑时，我有点惊讶。这里是剑桥市①里一个安静的居民区，离充满年轻气息的哈佛广场只有几分钟的路程。虽然建筑

---

① 美国马萨诸塞州波士顿市西北方的一个城市，哈佛大学所在地。早期的英国移民希望此地成为和英国剑桥一样的大学城，于是也称其为剑桥。——译者注

旁边有一个救护车站，但是它的大门在我看来更像是一个疗养院。大厅很小、很安静，反倒让我有点烦躁。这里与我习以为常的充满喧嚣的医院大厅完全不同。在那些医院里，头顶上有警报声，医生的传呼机响个不停，还会有鞋跟哒哒哒地打在瓷砖地板上。这里的电梯慢得要命，但似乎没人在意。大多数需要呼吸机的患者都住在三楼。当电梯终于到达三楼时，我首先注意到的就是声音——非常熟悉的声音。我顿感一阵欣慰，心想我终究还是在一家医院里。那是呼吸机和心电监护仪发出的刺耳的、断断续续的哔哔声。医生和护士在谈论患者的化验结果，哪个患者需要做 CT 扫描，还有谁要出院过周末，以及他们午餐应该吃什么，早上 10 点下单是否太早，等等。病房外面摆着一叠一叠的黄色隔离衣，大厅里弥漫着粪便、消毒剂和敷粉①的味道，有些像 ICU。但我在这里也感到一种疲惫的氛围，一种无法改变现状的无奈。病情若要有所起色，需要花费几周到几个月的时间，而不是几个小时或几天。从 ICU 转移到 RACU 起，时间就开始放缓，而在这里，时间似乎变得更慢了。

　　我在这一层的主走廊上徘徊，朝几个房间里张望，看见的都是像奥布赖恩先生一样毫无反应的患者。我也只能站在那，什么也做不了。我开始怀疑自己是不是应该离开。我不仅被精疲力竭的悲哀氛围所压倒，还因找不到一个可以说话的人而倍感沮丧。就在这时，一位医生把我引向查理·阿特金森的房间。我往里瞥了一眼。虽然查理在医院病床上看着比较瘦小，但他其实身材高挑。他一头浓密的银发，颇有一种出众的贵族风范。他清醒且警觉，双目炯炯有神。看我停在门口，他对我示意道："进来吧。"那是 4 月的一个早晨，他身穿医院的病号服，腿上套着医用弹力袜，一只手上还戴着保暖手套。在西尼罗病毒导致

---

① 粉状外敷药物，用于消除皮肤过敏、吸收液体等。——译者注

他神经受损后，他发现保持手部温暖可以减轻刺痛感。虽然他白天可以通过气管导管自主呼吸，但是他晚上仍需要使用呼吸机。在他的床后有常用的抽吸导管、壁式供氧装置和静脉输液架。窗台上有一幅照片组成的拼贴画。这些照片里都有一位温文尔雅的绅士，或是在参加哈佛大学同学聚会，或是笑意盈盈地和家人在一起。

当我站在查理的床边自我介绍时，他咳了起来。咳声非常低沉、沙哑，对一个正在接受重症监护培训的医生来说都有点刺耳。他费力地把痰从气管导管里咳出，眼泪都流了下来。我自己也感觉一阵不舒服，转头去看他床后的抽吸设备。这时他的妻子珍妮特（Jeannette）走了进来。她身材瘦小，动作敏捷，有股自信干练的风范。她毫不迟疑地戴上一副手套，取下丈夫气管导管上的盖子，然后从墙上取下抽吸管，把它送入查理的气管导管内。他又是咳嗽又是干呕，脸色先是发红，后又发紫。珍妮特似乎不为所动。她拔出抽吸管，带出罪魁祸首的灰色黏液团，又把气管导管的盖子合上。查理停止了咳嗽。夫妻二人转过身来看向我，珍妮特脱下手套，我又向她重复了一遍自我介绍。"你想去走廊里谈谈吗？"她问道。"好啊。"我回答。我晚点再回来和查理聊。

我和珍妮特走出房间，走到走廊尽头的几把椅子前。透过窗户，我可以看到停车场。雪终于融化了，树枝也开始发芽。珍妮特告诉我，当查理从马萨诸塞州综合医院转到斯波尔丁的时候，她完全不知道未来会是什么样。她当时只是庆幸丈夫活了下来。她说："重症监护的医生们都很高兴。他能活下来，还要去做康复，这不是很好吗？我那时也很高兴。"但到了斯波尔丁以后，查理还是神志不清，虚弱得几乎不能动弹，还时不时地需要戴呼吸机。没有人提到"慢性危重症"这个词。但是查理转院到斯波尔丁的几个月后，珍妮特被告知说他已经进

入一个高原期 ①。长护医院的医生鼓励她着手去找疗养院，我们一般称之为专业护理机构（skilled nursing facility，SNF）。我曾问过一名斯波尔丁的医生，如果患者没有好转会怎么样。他告诉我说："他们大多数最终都会转去专业护理机构，或者死去。"

那年年初，珍妮特离开她在剑桥的家，开车到 100 多公里之外去找护理机构。她每看完一处，都觉得很难想象自己丈夫在那里会是什么样，然而他们没有多少选择的余地。尽管那时查理已经摘下呼吸机，但他仍然神志不清。他还留着气管导管，甚至连咳嗽都需要一台机器来帮助虚弱的肌肉完成。他的这种病况超出了大多数疗养院的处理能力。因此，珍妮特想弄清楚她是不是能把丈夫带回家照顾。她记得有人告诉她，理论上是可以的，但那时查理所需要的护理费用每年总计会超过 50 万美元。"那是最难熬的一个月。"珍妮特回忆道。不过后来，状况开始慢慢好转。先是查理的一位医生决定让他定期在晚上重新戴上呼吸机。这看起来像是倒退了一步，其实能让呼吸肌有额外的休息时间，查理的体力由此开始逐步好转。而他对呼吸机的持续需求也意味着他仍然需要长护医院的监护，因此关于疗养院的忧虑至少可以暂时放一放了。在一位态度强硬而且非常敬业的物理治疗师的"特训"下，查理开始活动身体。我第一次见到他是那年的春天，当时他还不能走路。不过他在艰难地从床上转移到轮椅上后，经由物理治疗师的帮助，可以用手臂扶双杠，将身体提举到站立姿势。有人帮忙的话，他还可以坐在床边。他的意识是清醒的，他的家人还给他找了一个按摩治疗师。那是一个举止文雅的小伙子，每周有几天晚上来给他按摩。他们还给他放音乐，有时是莱纳德·科恩（Leonard Cohen）的歌曲，有时则是奥利维娅·牛顿－约翰（Olivia Newton-John）的。

---

① 事物在发展过程中暂时停滞不前的一段时期，用曲线来表示就是一段高于之前的平坦线段，类似于瓶颈期。——译者注

这种生活在我听来好像永无出头之日，然而几个月后查理开始设定目标。他会大声地说出目标，并用自己的苹果手机录下来。当我回到他的病房时，他告诉我说他正在计划回家。他虽然还需要呼吸机，但已经不再需要过于昂贵的 24 小时护理了。他已经开始在网上寻购病床。虽然气管导管使得他的嗓音虚弱无力，但他的语气充满自信，从中可以窥见他当年做企业家时从零开始创建公司的风采。他说他会在秋天回家，从他被紧急送往马萨诸塞州综合医院算起，到那时将会超过一年。我很想相信他的计划，我想也许他真的能成功。

慢性危重症的一种结局

几个月过去，我回到了 RACU 进行正式转科学习。我会在这里待一个月，不过周末可以休息，也就是一个月工作 24 天。我并没有感到兴奋。我有一些专科医生同事倒是会兴高采烈地谈论他们在 RACU 转科学习的经历，比如他们通过照顾重症监护后活下来的患者所学到的生理学知识，但我记得的却是那天兼职所感受到的痛苦和沮丧。我不知道这到底意味着什么，但我知道即使在下班回家后，呼吸肌衰弱的"气味"仍然会萦绕在我的衣服上。在这种情况下，我不可能享受学习相关的知识。

我在 RACU 的第一天是从公寓附近健身房里的跑步机上开始的。我的住处就在马萨诸塞州综合医院的街对面，我能在早上 6 点 45 分洗完澡后，7 点刚过就到达医院。这时我的头发还湿漉漉的，脸上还有跑步留下的红晕。我在专科医生的休息室里给自己倒了一杯咖啡，然后从昨晚值班的低年资主治医生那里拿到我的患者名单。前一天晚上，我从专科医生同事那里了解过患者的情况，所以那天早上我只是扫了一遍单子，看看有什么变化。就在一夜之间，有的人谵妄越来越严重，有的人不得不重新戴上呼吸机，还有的人因为血压过低而接受了静脉输液。我对这些人的名字没什么感觉，奥布赖恩先生除外。从和他妻子短暂交流的那天算起，已经过了好几个月——他还在这里。

带我的主治医生在检查患者的间隙，坐在桌子旁等着和我回顾一天的计划。他面色苍白，身材瘦小，说话轻声细语，有点冷幽默。他常年在实验室里研究罕见肺病背后的生化机制，每年只有6周时间除外。我们会一起努力让患者朝着某个目标前进，而在这个过程中他会给我监督指导。然而经过我们那天早上，以及第二天和第三天的查房工作，我逐渐意识到我根本就不清楚那个目标是什么，更不用说如何达到目标了。

我陷入一种麻木的模式。每天早上，我在跑步机上跑得又快又猛，听着我所能找到的最让人热血沸腾的音乐。然后在休息室里咽下一杯咖啡，接着去查房，吃午饭。到了下午，也许会做个支气管镜检查以吸出黏着的分泌物，换一个气管导管，抽几次血或回复几次咨询，很快就到了晚上7点——又是下班的时间了。这种模式一直持续到一天下午晚些时候。那时我正坐在电脑前开第二天用的化验单，一个护士打电话过来，问道："有谁能来一下28号病房吗？"

她的语气听起来很急迫。28号病房……我一直不太明白为什么护士们总是报房间号而不是患者的名字。我低头看了看名单——那是奥布赖恩先生的病房。带我的主治医生今天已经下班走了。我抓起一叠文件，迅速走了过去。我穿上黄色隔离衣，往手上喷了些免洗消毒液，抓起一副手套，走进了病房。让我惊讶的是，他看起来和平常没什么不同。只有他病床上方的监护仪显示出变化，这也正是护士担心的原因。奥布赖恩先生发烧了，心率很快，血压也低到了危险值。

　　那周每天查房的时候，我都在想，我们是从奥布赖恩先生开始，还是把他留到最后。我觉得我永远无法回答完奥布赖恩夫人的问题。她时刻关注着丈夫的肾功能情况，而且不切实际地认定丈夫终有一天能出院回家。她让我感到紧张，甚至有点抗拒。她的丈夫看上去和我几个月前在这兼职时一样——还活着，但病得很重，肾功能一直在慢慢恶化。一方面，我开始觉得奥布赖恩先生会永远这样活下去。另一方面，我知道下一次出血或感染必然会打破他维持了这么多月的怪异平衡，迟早而已。

　　那天下午，我在那静立片刻，环顾房间，然后把奥布赖恩夫人请到一边。我试着向她解释，她丈夫很可能又感染了或者身上某处出血了。不管是什么，他都太虚弱，扛不过去。长期以来，他的身体经受一次又一次的病痛袭击，使他离回家的目标越来越远，而这可能是最后一次了。我很想告诉她，她丈夫快死了，但我发现自己说不出口。

　　我站在那里，沉默了一会儿。我意识到，尽管每天早上我都会见到奥布赖恩先生，但我对他一无所知。我不知道他进医院之前是什么样的，他是不是很幽默，做过什么样的工作，业余时间又是怎么度过的。我知道奥布赖恩先生有个女儿，因为我看到她偶尔过来探视，还知道她来的时候会给护士们带饼干，但对她的了解仅此而已。奥布赖恩夫人几乎不认识我，也没有任何理由相信我。我只是这个房间里来来去去的医生中最新出现的一个。监护仪器发出嘟嘟响声，提醒我注意患者血压过低，很危险。我终于意识到，现在才开始想了解病人，问这问那，已经太晚。

　　奥布赖恩夫人看着我。"有药可以给他用吧？"她问道。她的话既像是提问，又像是陈述。药是有的。我想说，药总是有的，但据我们所知，这几个月以来，奥布赖恩先生体会到的只有不适。他一直都无法独立呼吸，也无法外出或体验任何事情。即使我们能让他度过这一关，我们还给他的又是什么样的生活呢？"是有药。我们可以给他输液，使用更多的抗生素。我们还可以用一些药来提高他的血压。"我回答说。这些药物被称为"血管加压药"，可直接作用于心脏，使血压升高。医生会通过一根位于颈内静脉的粗大导管——中心静脉导管将该药注入患者体内。但是就像其他医学干预方式一样，这种加压的行为也可能会造成伤害：将导管放置于体内会很痛苦，还有可能伤及颈动脉或刺穿肺部（小概率事件），而且药物本身也可能导致心律失常。如果我们只是为了延缓不可避免的死亡……奥布赖恩夫人正满怀期待地看着我。"我们现在就可以开始使用药物提升血压，但是这样他就需要进行另一个手术，在他的脖子上插入一根大导管。那我们就需要把他送到 ICU 了。"我又吸了一口气，还有一些话要说，"我担心的是，即使这些事情都做了，我们也还是无法让他好转。"奥布赖恩夫人没有任何迟疑。"给他用药。"她说道。患者的血压正在下降，仅靠输液是不足以扭转病情的，所以我照做了。

到了晚上，我们决定把奥布赖恩先生转到 ICU。奥布赖恩夫人跟在担架后面，提着一小包衣服和那本笔记本。我有点惊讶，他们在医院住了将近一年，她却只有这点东西。几天后，我得知，奥布赖恩先生去世了，他妻子回家了。那天晚上，奥布赖恩夫人打电话给 ICU，要找宣布她丈夫死亡的医生谈话。她有一个要求。

那名实习住院医生接了电话："喂？"电话的另一边，奥布赖恩夫人开口了。"他们说我的丈夫今天晚上死了，但是我……我不确定他是不是真的死了。你们可不可以去检查下停尸房？"

慢性危重症的另一种结局

在 RACU 的几周里，我不时想起查理·阿特金森。当时，我对慢性危重症的治疗结果已有一定认识，所以想知道他是否已经回家。据我想象，他还在斯波尔丁的病房里，也许已被另一种感染侵袭。我想象着他又一次意识模糊、离不开呼吸机、卧床不起的画面。我们上次谈话时，查理和他的妻子给了我他们的电子邮件地址。他告诉我他希望在秋天的时候回家，而现在已经是 12 月份了。于是，我发了一封邮件过去。我其实没有信心收到回信，但在照顾完奥布赖恩先生之后，我隐约觉得有必要弄清楚查理后来怎么样了。

出乎意料的是，查理很快就回信了。他已经成功从斯波尔丁出院。尽管他还在与感染、虚弱和神经病变的疼痛做斗争，但他终究还是回到了家里。他表示他和妻子很乐意邀请我去家中吃晚饭。

第二周的一天晚上，我去查理家拜访。12 月初，天气还很冷，才下午 5 点 30 分，外面就已经黑了。查理的家门旁边有一条轮椅坡道，那是在查理出院回家之前安装的。当我站在门口时，我不得不承认自己确实有点奇怪。我以前从未去患者家里拜访过，而查理甚至都不是我的患者。不一会儿，珍妮特打开门。她用一个大大的拥抱迎接了我，打消了我心头的所有顾虑。她告诉我说，查理很高兴能和我聊聊。他们的餐厅改造成了卧室，以便于他住在一楼，而他现在就在改造完的餐厅里，等着珍妮特带我过去。

还在斯波尔丁的时候，查理就跟我说过他在易贝（eBay）[①]上买的病床。他现在就躺在那张床上，不过这次穿的不是病号服，而是舒适的

---

① 美国的线上拍卖和购物网站，类似于中国的淘宝网。——译者注

灰色运动衫和短裤。床边放着一台家用呼吸机，连接着他颈部的气管导管。一根导尿管从他短裤的裤腿里蜿蜒而出。我们谈话时，他频繁地清嗓子，想把痰通过气管导管咳出来。他不能一个人待着，所以他们雇了两个住家的看护，一个是卡巴莱①歌手，还有一个是当地一所音乐学校的钢琴手，报酬就是食宿。即便安排了这么周密的看护，几周前的一天晚上，查理还是被气管导管出的问题吓了一跳。那是一段刻骨铭心的经历，当时他呼吸不到足够的空气，以为自己必死无疑。幸好后来问题解决了，他和妻子现在安全地住在剑桥那幢优雅的家宅里。那是他们抚养孩子长大的地方，他们在那已经生活了数十年。聊天中，我闻到了烹饪的气味。在查理的要求下，我小心翼翼地跟在他和他的助行器后面，朝厨房走去。珍妮特做了一顿丰盛的晚餐，有烤鸡、芦笋，还有米饭。她给我倒了一大杯酒。当食物和酒使我们身心俱暖时，话题转到了慢性危重症上。一些患有慢性危重症的患者及其家属会在医院里度过数周、数月甚至数年时光，盼望着可能永远也不会到来的康复。尽管查理和珍妮特在这种情况下生活了一年，但他们都从未听说过"慢性危重症"这个词，也不知道相关预后情况。我觉得我好像在引导他们加入一个奇怪的俱乐部，而查理从做气管造口术那天起就已是其中一员却毫无自觉。

我们吃完了鸡肉。就在我说话的时候，珍妮特开始收拾盘子。我站起来想帮忙，但她示意我坐下。我乖乖地享受了客人的待遇。她从烤箱里拿出一个刚烤好的苹果馅饼，端到桌上。我拿了一大块馅饼，还加了一勺香草冰激凌。冰激凌逐渐融化在苹果馅上，我看着查理和他的妻子在沉思我刚才跟他们说的话。在自家厨房一边闻着熟悉的鸡肉、苹果和肉桂香味，一边思考慢性危重症的情况，确实更轻松。然

---

① 餐馆或夜总会中的歌舞或喜剧等现场表演。——译者注

而，这种有利的环境对于患者可能既不公平也不真实，查理的反应也许就是其结果。在我看来，他并不希望当初在斯波尔丁的时候就有人和他讨论过慢性危重症，而发现自己比之前想象的还要幸运倒是一件让他很高兴的事情。"你听到了吗，亲爱的？"他转过身来对妻子喊道，"只有 10% 的人能回家！"我又进一步问查理，他是否认为提前知道这些结果可能会改变他在那年冬天的期望。当时珍妮特正在找疗养院，而查理的病情似乎到了一个高原期。作为回应，查理告诉我，他在大学时曾做过一名划桨手。他停下来清了清嗓了，好像是在给我时间去思考在离开 ICU 一年多之后，是怎样一种个人决心、经济储备、家庭支持和纯粹运气的组合让他得以回家，纵使他当时面对的是困难重重、希望渺茫的前景。"我知道要怎样划出下一桨。"他说道。

晚饭后，查理和珍妮特跟我道了晚安，然后走向一楼洗手间。每天睡觉前的这个时间，珍妮特都要把她丈夫气管导管里的痰吸出来。

每一天都要衡量治疗的利弊

将近一年后，我收到查理的一封电子邮件——一封电子邀请函。他回家有一年了，打算办一场庆祝会。我想过去看一眼，顺便邀请了一位朋友。我最近才知道，这位朋友是在查理第一天到马萨诸塞州综合医院时照顾他的医生之一。她和她带的实习住院医生费了很大力气才给查理做成脊椎穿刺，将细长的针头插入脊椎骨之间，获取脊髓液样本。他当时太迷糊、太僵硬，无法让身体处于正确的姿势。这项手术需要他以胎儿般的姿势将双腿蜷到胸前，以增加每个椎骨之间的间隙。他们试了很多次都不行，于是叫停了。之后神经科医生来了，终于成功取得了一份体液样本。正是这份样本后来检测出西尼罗病毒。

在那天晚上的聚会中，我朋友把这一切都告诉了查理，他听得很入迷。他以前没听过这段经历，也一点都不记得。我朋友也主动与查理的儿子和大学同学聊了聊，并饶有兴致地看着查理吃下奶酪和饼干。她最后一次看到查理是两年多前的事了，那时他还躺在病床上发着烧，也没有什么反应。那时候，她想象查理要么会死亡，要么会身体严重受损，永远也无法回家。

对我和我的同事们来说，在医院里与查理或奥布赖恩先生这样的患者打交道时，是我们与他们的人生轨迹唯一重合之处。如果他们病得很重，又回到ICU，而且重新入院的时间与我们上班的时间一致，那我们也许还会再看到他们。但我们很少有机会长期跟踪他们，了解到他们入住长护医院，又发生感染，出现谵妄，然后再回到ICU，以及后续发展的全过程。所谓后续发展是指如果他们非常幸运的话，可能会回到家里，或许还能过上和他们离开时一样的生活。

查理和奥布赖恩先生走过了一段相同的道路，但是其中一个回到了家里，另一个却再也没能离开医院。他们到底是在哪里分道扬镳的呢？也许没有一个具体的分歧点，只有一个缓慢的转变过程，其间会遇到一个接一个的危急时刻、一个接一个的挫折困难。那天晚上在查理家里，回想一切，我想他们也许并没有多么相似。确实，两人都得了慢性危重症。但也许查理从来没有病得像奥布赖恩先生那样严重。尽管脑炎和呼吸肌无力使他不得不依赖呼吸机，但他的其他器官——肾脏、心脏以及大脑的机能到最后仍然完好无损。而奥布赖恩先生在我见到他时，似乎就已经在缓慢地、一步一步地走向崩溃。

查理和珍妮特在很多方面都是与众不同的，这点我很清楚。但我仍然在想：在慢性危重症的发展过程中，什么时候能知道谁会成为查理那样的患者。或者说，谁也许有能力成为查理，拥有成为查理所需要的个人资源、取舍条件和运气；谁会成为奥布赖恩先生；谁又会成为这两者之间的大多数呢。在我和查理一家第一次共进晚餐后，我曾向长期研究慢性危重症的纽约医生朱迪丝·纳尔逊提出过这个问题。她告诉我："我也不知道一般什么时候能清楚地判定患者病情无法好转。但是到了某些时候，确实能够看出来，或者说会出现某种患者无法接受的情况，比如说患者明显是永远回不了家了。所以我认为，每天你都要不停地衡量继续治疗的好处与坏处，每一天都要。"

换作另一个人在查理的处境之中，这种衡量的结果可能就会有所不同。特别是考虑到那年冬天在斯波尔丁的时候，珍妮特正在找护理机构，而查理似乎永远也无法出院回家。但是看看现在，他就在自家厨房里，示意儿子拿出他的智能手机，把聚会录下来。我看着一个年轻版的查理拿起手机，用摄像模式记录下他父亲在人群中忙前忙后的样子。查理倚靠在助行器上，仍然需要导尿管，但医生已经取出了他的气管导管。只有脖子上的一个小小疤痕铭记着他那几个月断断续续依赖呼吸机生存的经历。他看起来气色不错，一时间我思绪翻飞。我想象着就在几公里外的斯波尔丁于某个夜晚的景象：呼吸机警报声此起彼伏，一位患者呼叫护士来吸痰，而一位丈夫焦急地坐在妻子的病床边。然后我想到了奥布赖恩夫人，我想象着她在同一个晚上的生活。也许她正在曾经和丈夫一起生活过的房子里吃晚饭。近一年来她和医生打交道、做各种决定、担心未来又怀揣希望，而这一切都结束了。她独坐家中，而她的丈夫再也回不来了。

第 3 章

"明年夏天，想带外孙
去钓鱼"

You Can
Stop
Humming
Now

融合人与机器的新医疗

他的心脏正在衰竭。我所想到的画面是：他的腿又肿又沉，重得像哑铃一样。他太累了，但他每次躺在床上，都觉得自己好像快要溺死，于是他只能靠在沙发上睡觉。医生给他开的药他都吃光了，每种药都有一点帮助，但还是不够管用。范·肖万（Van Chauvin）并不畏惧死亡，但他不希望自己的生命以这种方式继续，每天夜里他都感觉快要窒息。

后来，医生们告诉他有一种叫作左心室辅助装置（left-ventricular assist device，LVAD/VAD）的东西。他们告诉他，这台机器的工作原理是从他心脏的一个腔室中抽取血液，并将其推进负责将血液输送到全身的主要血管——主动脉。这台机器所提供的血压远胜于他正在衰竭的心脏所能及，能够帮助他活下去。这台机器会外接一根叫作驱动线的电缆，通过外科医生在他腹部所造的开口，穿出体外。他必须照看好这个开口，确保它不被感染。他们说，一次严重的感染可能就会害死他。这条电缆将连接一个由电池供电的"控制器"。他要把控制器绑在一条松紧带上，戴在腰间。这个装置可以让他再次舒服地行走，前提是没有导致中风或出血，致使他丧失行动能力。除此之外，也许他又能睡在床上了。尽管有些人把 VAD 视作一座"桥梁"，一种延续生命并等待（不知有没有可能的）心脏移植手术的方法。但范一生都在抽烟，所以他不在等待心脏移植的候选人名单上 ①。他可能最终会上名单，但如果没有，VAD 就是他的"终点站"——他会白天用电池供电，晚上则将装置插到墙上充电，以这种方式度过余生。

我在住院医生培训时第一次了解到这台机器，当时我就觉得它很有意思。还是实习住院医生时，我曾选择一位心脏病专家作为导师，他研究的是支持衰竭心脏的机械装置。我原以为我会像我父亲一样成为一名心脏病专家，虽然这个想法并没有持续很久，但我至今记得当带我的主治医生用他那清脆的、带德语口音的英语对 VAD 的内部工作原理做出清晰的解释时，我整个人都入了迷。我坐在他位于哥伦比亚大学医学研究大楼顶层的办公室里，拿着这个装置的早期版本，来回倒手把玩——它的手感十分坚固结实。要是我不知道用途的话，可能会以为它只是一个用金属和塑料做的普通零件。

从某种角度来说，VAD 只不过是一种植入式装置，就像是糖尿病患者用的胰岛素泵，或者听力障碍者用的人工耳蜗。我知道心脏只是一块肌肉，也曾把一具死尸的心脏拿在手里，感受过它那没有生命的重量。即便如此，我还是不禁觉得这种装置有着更为深刻的、无法忽视的意义。如今有成千上万的人每晚都要把自己连到墙上的插座上才能活下去。我一直觉得这种人与机器的融合非常显眼，是一种行走在边缘地带的生命形态。早在我刚成为实习住院医生的时候，我就觉得

---

① 抽烟会影响肺部功能和血液循环，不利于心脏移植。鉴于心脏资源稀缺，医院会优先考虑没有不良嗜好的候选者。——译者注

理解这种边缘性非常重要，即使作为一名重症监护医生而非外科医生，我永远不会是为患者植入这类设备的那个人。我知道随着时间的推移，这类设备会变得越来越小，外部配件也会转入内部——这是设备发展的规律。终有一天，VAD 会变得比起搏器更小巧，也更强大。但总会有那么一台机器走在更前沿的地方，直面生命的极限。作为一名照顾边缘患者的医生，我想了解在这种技术推动下的生活是什么样的，不仅局限于患者在火急火燎的急症护理中的生活状态，还有他们离开医院后的现实生活。

花甲老人与电动心脏

范·肖万缓缓走过心脏病门诊部那闪亮的白色走廊。医院有时会让人感觉像一个迷宫，不过范和他的妹妹唐娜（Donna）已经把这里的里里外外都摸清了。唐娜陪哥哥从马萨诸塞州中部的家里开车到市里看病，已经来过这家医院很多次了。自从范心脏衰竭，植入 VAD 以后，他们来的次数可太多了。

那天，从一个候诊室赶到另一个候诊室的范衣着比较随意，穿着迷彩印花的户外马甲。这件马甲是他几年前在沃尔玛买的。不过如今，两侧口袋里面装的不是他喜欢的渔具，而是用来给他 VAD 供电的备用电池，左右各一块。这位穿着迷彩马甲的 60 岁老人身材魁梧、胡须花白，看上去更像是一个大龄的户外运动爱好者，而不是一个老老实实背负着维持自身血液循环的设备的心衰患者。

我觉得范的医生第一次跟他说起这台机器时，他一定想知道以后的生活会是什么样子的。修正一下，我认为范首先想要的，或者说换作是我的话，无论如何都会想要的，就是让这一切都消失。他已经到了花甲之年，而且在健康状况恶化之前，一直都是又抽烟又喝酒，容易受挫，爱发脾气。他的婚姻很失败，但是留下了三个成年的孩子。他在一家制造建筑用品的工厂找到了稳定的工作，并养成了饲养鸟类的爱好。他最开始感到呼吸急促时，并不知道是心脏出了问题，也根本就不觉得这有什么大不了的。（有些人无视健康的程度会令人惊异。）但后来他开始头晕，感觉整个世界都变灰了。他觉得自己可能会昏倒在工厂仓库坚硬的地板上，于是他去看了一名医生。

医生把范转诊给专家。心脏病专家给他做了检查，听了他的经历后，意识到必须送他去做心脏超声检查。当冰凉的超声耦合剂①碰到他胸部的那一刻，他也许颤抖了一下。也许他曾想过要问一下旁边屏幕上那些颗粒状的图像到底意味着什么，但他终究还是没有开口。那周晚些时候，他才知道自己的心脏几乎跳不动了。医生给他开了每天早晚都要吃的药，而他也逐渐习惯了嘴里有药丸的感觉。他一直是个讳疾忌医的人，然而这次似乎医生和药物确实起到了作用。这是好事。他发誓戒酒，并加入了匿名戒酒会②。他又回到了工作岗位上，虽然干活速度比以前慢了许多，但是仍然可以完成任务。随后医生告诉他，他还需要一样东西——一台可以放入他胸腔之中的机器。如果他的心脏不能正常工作或停止跳动，它会用电击挽回他的生命。他对此没有多想，毕竟除颤器只是一个小玩意儿而已，所以他就答应了。

范记不清这个东西在他的胸膛里"发飙"了多少次，也许5次，也许更多。每次电击都让他浑身一震。如果没有那台机器，他早就死

---

① 超声检查时，探头与患者皮肤之间的空气会阻碍超声波传入人体。为了获得清晰的图像，需要使用凝胶状的传导介质来连接探头与患者体表，这就是耦合剂。——译者注
② 一个国际性互助戒酒组织，活动宗旨是酗酒者互相帮助彼此戒酒，重新过上正常的生活。酗酒者以匿名的方式参与活动，分享各自经历，相互鼓励，以达到戒酒的目的。——译者注

了，而他现在还活着，并且自我感觉很好。他还和一个朋友来了一次公路旅行。他们开车在东海岸来来回回，在自行车展上卖皮夹克、皮套裤①和T恤衫。到了狂欢节（Mardi Gras）②的时候，虽然他已经不喝酒，但他还是赶到了新奥尔良，在那玩儿得很开心。他的心情好极了，甚至有了一个新计划。他决定要造一辆露营拖车，于是他把车开到家居建材用品连锁店家得宝（Home Depot）买了胶合板和塑料布，以及一辆平板车来做拖车底座。他把所有东西都存放在一个和朋友共享的车库里，每天都要花上几个小时的业余时间开展改造工作。每次他都累得气喘吁吁，胸腔内还有个随时会"发飙"的东西。但是他感觉比之前，比病情刚发生的时候好多了。

范把医生开的所有药都吃了。虽然他还在抽烟，但自从心脏衰竭以后，他就再也没碰过一滴酒。如果他那时真的以为自己会越来越好的话，那么后来的情况可能会让他难以接受——因为他又开始腿肿、头晕、喘不过气了。露营车的零件逐渐积满了灰尘，散落在车库里无人看管。尽管天气暖和，他也不能去湖边钓鱼。哪怕只是从沙发上起身都会让他的心跳加速。他甚至需要全部的精力才能站起来，才能勉强活下去。于是他去了医院，在急诊室等着，一直等到他们给他找到张床位。医护人员往他的手臂上静脉输液给药，帮助他清除因心脏无力泵送而淤积在肺部、腹部和腿部的积液。打完点滴，他感觉轻松舒适了许多，回家时还在想也许之后就会好起来。但几天后，这个循环又开始了。他病得越来越重，而且似乎没有什么方法能帮得了他。就是在那时，医生们开始讨论送他去波士顿换另一种装置——VAD。

---

① 保护腿部的皮质裤套，只有左右裤管，没有裤裆，用系带方式穿着固定，是美国牛仔的经典装束之一。——译者注

② Mardi Gras 源自法语，直译为油腻的周二，原本是基督徒在大斋节开始之前，最后一个大快朵颐的日子，后来演变为所有人都可以参加的狂欢节。每年以美国南方的新奥尔良等城市的庆祝活动最为盛大。——译者注

医生们说，有了这台机器，他一年后存活的概率比没有这台机器
要高，但也会有新的风险和艰难。他可能会严重中风或是大出血；他
可能要回手术室做另一个手术来更换机器的泵机；他不能游泳或乘船
外出，因为他可能会触电身亡。总而言之，如果不使用这台机器，那
么他的寿命可能更短，但与此同时他可以在家里度过余生，不用总是
约见医生和住院。安或不安，就看他自己的选择。

范其实早在 7 年前就听说过这种装置，当时他的哥哥保罗（Paul）
生病了。保罗的情况比范的情况要糟糕得多。保罗也是心脏几乎不再
工作，去医院后，医生们也和他们一家进行了类似的谈话。一家人立
刻就同意了植入 VAD。保罗在医院住了三个月，然后植入了装置。但
装置没有起效，他最后还是在肿胀和昏迷中死去。他的生命被拴在机
器上，却还是没能得救。

范自然而然想到了保罗。他看着他的哥哥死去，他的母亲、他的
姐妹们也看到了。她们都不希望以同样的方式再失去范。但她们也不
想拒绝尝试。毕竟，已经过去 7 年了，她们觉得技术一定也进步了。何
况范虽然个子不小，但总体上比他的哥哥更瘦、更健康。尽管她们很
害怕，但还是很相信范的医生，也相信医学和技术的进步。在她们看
来，这是范最好的机会。至于范，他回忆起保罗每天躺在病床上的样
子，然后他想到了自己如今的生活——成天上气不接下气，感觉要溺
水身亡，只能在沙发上暂歇，在急诊室里等待。这些都让他害怕。他
想如果他死了，可能就像睡着了一样，然后就结束了。但如果 VAD 奏
效，那它就像是一个"备用轮胎"，可以让他回到他渴望的独立生活中。
而且，他喜欢他的医生，也信任他们。所以如果他们觉得可行，他就
会选择 VAD。

另一种心跳，另一种活法

一个周日的早晨，我租了一辆车去范家。他家在波士顿西南大约100公里的地方，接近康涅狄格州的边界。之前的一天上午，我去 VAD 诊所参观学习，那天正好是范最近一次约见医生。那里的一位医生建议我了解一下范的看法。于是我走近范，说我是一名肺科医生，很想了解携带 VAD 的生活是什么样的。他听完一笑，面露怀疑。他告诉我，如果我真的想知道他的生活，就不应该在他等待门诊预约的间隙，在那里和他聊。因为他在等着别人叫他的名字，心烦意乱、很不耐烦。他说我应该去他家里看看，我很高兴收到邀请。我想知道他晚上是怎么插电的，在哪里插电，电源线是否能够延伸到厕所，如果警报响了会怎样，他会不会惊慌失措。我想知道他是如何适应 VAD 所带来的生活限制的，还有他是否怀疑过当初接受这个装置的决定。

那一周早些时候，我曾参加过携带 VAD 的患者及其家庭成员的每月互助小组会。小组会在医院心脏科主楼层的一个会议室举行。我到那时，已经有几个身着便服或病号服的人坐在沙发上了。我坐了下来，正好听到一位女士对大家发言。她说她不确定丈夫是否应该接受植入 VAD，因为她不知道自己能否照顾好丈夫。她看上去 60 多岁了，穿着休闲裤、便鞋和一件熨过的衬衫，衣着干净整洁。她说，她丈夫自从第一次听说 VAD 后，就满心想要接受植入手术，认为这台机器能帮自己延长生命，改善生活质量。但是她还有工作，为了清空思绪，甚至在医院里每天都会用笔记本电脑工作几个小时。虽然她非常爱她的丈夫，但是一想到她要每天给丈夫换敷料，应对机器发出的警报，她还是很犹豫。她真的不知道自己有没有那个勇气。

她说话时，我的目光转向了坐在她旁边的丈夫。男人因为疾病更显衰老，很安静，穿着病号服和拖鞋，肩上挂着电池组，身体还连在静脉输液架上。她丈夫终究还是植入了VAD，正在术后康复中。

她告诉我们，她还是很害怕。她知道可能会出问题。她丈夫可能会中风或出血，以致动弹不得、昏迷不醒。但是因为胸腔里有这台机器，她丈夫的心脏仍将继续跳动。那时他们要怎么做呢？或许她丈夫以后会患上癌症，然后他们必须决定是否、何时以及如何关闭这台机器。或许机器会出故障。又或者它会像她担心的那样正常工作一段时间，直到有一天她在换敷料的时候搞砸，电缆进入体内的地方因此感染。如果她在机器第一次报警时呆住了，忘了如何换电池怎么办？这一切都不是易事。然而他们已经结婚近半个世纪。如果一切进展顺利的话，这个装置会让她的丈夫活得更久、更好，恢复一点因为心脏衰竭而丧失的精气神——这是她丈夫想要的。于是她许下了陪护的誓言，也得到了认可。她从来没有想过要照顾一个靠电池驱动的人造心脏活下来的丈夫，但无论如何她还是答应了。她觉得这是她欠丈夫的，所以她同意了。

当我开车行驶在从波士顿到范家的一段长长的高速公路上时，思绪又转到了那个互助小组会上。我想知道那位女士和她丈夫后来怎么样了，VAD能否让她丈夫找回一些怀念已久的生活状态，而她是否又能重返工作岗位。在小组会上，还有一个穿着运动裤的热情开朗的年轻人告诉我们说，他一年前完成了心脏移植，拿掉了VAD。他来得比较晚，不过他说话方式很讨人喜欢，一到场就主导了谈话。他对自己的经历和当下的状态非常满意，自豪的心情溢于言表。我希望他一直保持健康。我希望那些在会上安安静静，但内心又隐隐担忧的人也能恢复健康。我想象着他们每个人在医院里的画面：我穿着洗手衣站在他们的病床旁，一边查看化验结果，一边确定药物剂量。然后他们恢复了，可以下床走动，开始抱怨吃得不好，于是我着手给他们办理出院手续——但是我的想象到这里就结束了。我对于这些人和他们体内的机器在离开医院的安全环境之后会遇到什么样的情况，完全没有概念。

范住在一个专为老年人和残疾人建立的社区，里面的房子全都一模一样。我找他家的时候彻底晕头转向，于是我把车停在路边，拨通了他的电话号码。范的一个姐妹接了电话，她走出屋，站在门廊上，一看到我的车，就兴奋地挥手致意。虽然我们以前从未见过，但她一见面就拥抱了我一下，然后领我进去。我穿过门，走进客厅。当初我们聊天时，范似乎不确定他的家人是否有时间过来。所以我以为我来的时候可能家里只有他一个人，或许再加上他的一个妹妹。我觉得我过来就是看一眼那个装置，跟他聊几句，然后就走。所以，我走进客厅时还以为自己眼花了——当时的场面好像我无意中闯进了一场假日聚会。屋里，有我刚在外面认识的达琳（Darlene），还有经常陪着范穿梭医院迷宫的唐娜，她旁边那个矮小的老妇人是范的母亲。范的儿子和一个侄女也在，还有几个人要来。每个人过来都是为了跟我说说范的事。

有那么一瞬间，我都认不出范了。他看起来和我在门诊部见到他时大不一样。在家人的簇拥下，他更快乐，也更放松。他穿着一件马甲来背负电池。仔细观察的话，还能看见他白色 T 恤下面的凸起部分，那是控制器的所在。趁我坐下向大家介绍自己的工夫，范遁入厨房，从烤箱里拿出一盘热气腾腾的烤土豆，上面盖着酸奶和香葱。他在脸书上学到了这道菜的配方，很期待我们能尝一尝。他在厨房的递菜窗口处跟我说，自从携带了 VAD 以后，他就学会了上网，脸书是他最爱访问的网站之一。

VAD 的电池 12 小时后就没电了，也就是说，范每天晚上都要把控制器连接到电源模块上，插到墙上的插座中，给他的电池充电。晚上插在墙上充电时，他的活动被 6 米长的电源线所限制，"就像一条被拴住的狗"。直到第二天早上，他才能从墙上断开电源，把控制器插回充好电的电池上。幸运的是，他的房子足够小。即使是插在墙上充电时，他也可以从卧室走到厨房，而厕所则更近。

我去拜访的那天早上，范的闹钟在凌晨 4 点响起。他的这一天是从淋浴开始的。虽然已经携带了 3 年的 VAD，他还是没有适应这个过程。因为电池和控制器不能弄湿。所以在入浴前，他必须从皮套中取出电池，从唐娜为他缝制的尼龙搭扣带上取下控制器，然后把它们都放在一个大的防水淋浴袋里。这个袋子是专门为依靠电池辅助心脏的人而设计的。它的顶部密封，电源线和其他线缆可以从旁边的一个洞里伸出去。然后这些都放进另一个顶部也密封的袋子里，以提供额外的保护。他的医生建议他每次淋浴时间不超过 10 分钟，每周不超过两次。这样的话设备更安全。他基本上是按照这些指示来做的，但有时他真的很想洗第三次澡，于是他就去洗了。

一旦范洗完澡，就要更换盖住腹部电缆入口的敷料。这个操作很简单。我随范走进他的房间，他带我看了角落里的架子，上面放着一堆敷料包。他刚从医院回家时，一举一动都完全遵照医生的指示，别无选择。早期，医生都不允许他一个人独处，以防他的装置遇到紧急情况。（有些医院甚至不会考虑在没有陪护人员的患者身上安装 VAD。）所以那个时候，他的女儿或者一个妹妹会在身边日夜陪护他。范还在医院时，他的每个家庭成员都接受了清洁敷料和更换 VAD 电池的培训。他们练习了一旦装置发出尖锐警报时应该采取的措施，并一遍又一遍地重复这些步骤，希望有万一时肌肉记忆可以克服恐慌情绪。就连一碰到医疗相关的东西就神经兮兮的达琳，都学会了如何去更换在范腹部盖住电线入口处的敷料。

所以，刚回家的时候，范同意让家人陪着他。他们一起按照学到的方法，仔仔细细地遵循每一个步骤来给他换敷料。他们把替换用品拿到范的床边。他则躺下来，用酒精擦拭敷料处，擦个 3 ~ 4 分钟，好让绷带松弛下来。然后，他的一个妹妹或者其他陪护人会慢慢地解开绷带，检查电线进入皮肤的地方，那里通常会有一块干枯的红痂。然后他们再用酒精和生理盐水把那块皮肤清洗干净，这需要 15 分钟的时间。范会再等 15 分钟，让皮肤变干，然后用新的敷料盖住皮肤。

现在范都自己换敷料。他耸了耸肩，不以为意地告诉我，有时他还会偷工减料，比如不用酒精擦拭，直接把绷带扯下来。即便如此，他还是得保持小心谨慎。加上范为了放松和调整呼吸所需的休息时间，整个淋浴加换敷料的过程是一场长达 3 个小时的考验。休息一会儿之后，范一般会喝着咖啡，在电脑上玩儿几轮单人纸牌游戏。他总喜欢找点事情做，我来拜访的那天，他花了一上午的时间准备欢迎我的食物。土豆吃完后；还有一盘带着草莓和发泡鲜奶油的布朗尼。他说希望我们能留点肚子来吃甜点。

我们正聊着，前门突然开了。我听到一个小孩儿高亢的声音，转过身就看见了范的女儿和她的儿子。范的外孙是一个圆脸的 4 岁孩子，名叫迪伦（Dylan）。他穿着超人 T 恤冲进房子里，直奔着范跑过去。他特别兴奋，给了外祖父一个大大的拥抱。范从医院回家几个月后，女儿打电话问他想不想照看迪伦。范很喜欢小外孙，还把外孙的照片放在冰箱上，好回忆他们在一起的时光，但范还是拒绝了女儿。他害怕会出事，怕他的设备出现故障导致他晕倒，吓坏当时还在蹒跚学步的外孙。而且在无人照看的情况下，外孙还可能会受伤。起初，只有当范的母亲或妹妹也在家里的时候，他才会照看迪伦。

那天我站在厨房旁边，迪伦在客厅里跑来跑去的时候，范向我道出了他的恐惧："要是我晕倒了怎么办？迪伦就一个人在家里等着，直到有人找到他吗？这是一种新的生活方式，我必须重新适应。"月复一月，年复一年，随着时间的流逝，他逐渐放下心来，可以与外孙独处好几个小时。不过他还是在快速拨号上设置了家庭成员的电话，以备不虞。他并没有打消对设备出现故障并造成严重后果的忧虑。他告诉我说："我和他独处的时候，总是想着这件事。"

有一次，范在凌晨 2 点被一阵哔哔哔的声响吵醒。他以为是他的VAD 出了问题，于是断开插在墙上的充电线，换成用电池供电。可是那个声音还在响。本来在没有医生明确指示的情况下，他是不应该开关控制器的，但是他半夜被吵醒了很郁闷。所以他来回摆弄着机器，做了很多不该做的事情——哔哔声还是不停。他从床上爬起来，准备打电话给他的 VAD 支援小组。当范走到电话前，看见听筒没挂好，悬在半空中时，他才意识到哔哔声来自电话，而不是他的 VAD。聚在一起的家人其实以前就听过这个故事，不过这次听他讲完，还是笑得前仰后合。我也跟着笑了，一时都忘了他说的是性命攸关的事。他误以为听筒没挂好的声音是报警声，然而真正的报警声可能意味着他马上就会倒地不起。

当笑声平息下来时，我们的谈话中断了。在沉默的那一刻，我突然对范的脉搏有点好奇。我问他我能不能摸一下。他似乎觉得很有趣，把手伸出来给我。我把手指放在他的手腕上，我一般都能通过这个身体部位感受到对方桡动脉有节奏的搏动。但是因为范体内的装置是以持续稳定的流速向血管里输送血液，而不是像正常心脏那样搏动供血，所以那一刻我什么都感觉不到。我坦诚道这有点吓人，范笑了。他和家人很喜欢拿这种事开玩笑。每次范惹恼妹妹们，妹妹们就说他最好乖乖听话，否则就给他断电。

不移植也是一种选择

起初，一家人的目标是给范换一颗心脏。医生告诉他移植是可能的，VAD 可以看作是"通向最终方案的桥梁"。但他必须等待，因为他植入 VAD 之前一直在抽烟。范想做移植手术，如果完成移植的话，他就可以不用依靠电池生活，更重要的是，他就可以去游泳，还能教外孙如何钓鱼。植入装置后的最初几个月里，他每两周去复诊一次。让医生检查机器状况，并继续评估他是否能成为心脏移植的候选人。往返医院时，一般是唐娜开车。天气好的时候，单程也要花至少一个小时。尽管看病次数频繁，路上和候诊室里的等待时间漫长，一次又一次的检查和承诺让人厌烦，范还是坚持了下来。

范的等待似乎也有了回报。他终于被列入移植手术的候选人名单，但是在等待期间，他的肺气肿越来越严重。在住院植入 VAD 之前，范就已经戒烟。他每天使用两次吸入器 ①，但肺功能还是在持续下降。因为严重的呼吸困难，他无法回去工作。不同的是，这次原因不在心脏，而在肺部。他了解到，如果他的肺功能没有好转，最后他可能无法得到一个新的心脏。他看了更多的医生，开了更多的处方。他去看了一位新的肺科医生，对方回顾了他的病史，告诉他，自己也无能为力。范很沮丧、很生气，但他无法改变事实。在一次门诊就诊时，医生告诉他一个消息：不会有心脏移植了。几周后他会收到一封正式通知。范耸了耸肩，对我说道："他们决定把我从候选人名单上拿掉。"

唐娜很难接受这个消息，她感觉心灰意冷。她和哥哥一起经历了这一切。在哥哥住院期间，她基本上是陪哥哥住在医院里，也陪哥哥

---

① 一种辅助吸入药物的小型装置，主要用于缓解哮喘、肺气肿等疾病发作时呼吸困难的症状。——译者注

度过了植入 VAD 后经历各种并发症的漫长日夜。当范不得不回到手术室时，她总是担心哥哥可能会死。这些她都记在了日记里。她曾一次又一次开车送哥哥去波士顿看病。一天晚上，范的控制器忽然嘟嘟响个不停，必须赶去医院查明原因。那一次，开车送范的也是唐娜。共同经历了这么多的艰难险阻之后，范还是被排除在了名单之外，而唐娜对此也无能为力。她在谈到这件事时对我说道："那几天我很难过，实在接受不了。"

但是范的反应不同。他不是那种沉湎于过去的人，也不会任由自己陷入悔恨。他不想对得不到的东西抱有希望，那样只会导致失望。我问他，得知这台机器将一直伴随着他，直到他去世，而且他将永远无法按照自己喜欢的方式洗澡或钓鱼，只能和这台机器共度余生，是什么样的感觉。我想知道他是不是很难接受。他告诉我的答案却出乎意料。当他还有可能接受移植手术时，他一直对复诊医生的要求唯命是从。他们叫他去检查，他就必须开车去医院。他们甚至强制要求他去做结肠镜检查。他想要一颗新的心脏，这样他就能去打猎钓鱼，但那不可能实现了。而当他不再因为可能永远不会实现的另一种未来而患得患失时，他就可以专注于接受自己现有的生活了。他提到被人从候选移植名单上拿掉时说："这是他们做过的最好的事。"虽然他还得每隔几个月来波士顿一次，但从某种程度上说，捆缚着他的绳子被割断了，他自由了。范说："那时候，已经到了我的生活被他们控制的地步，我就像是他们的所有物。我不喜欢成为任何人的所有物。现在我可以真正活着了。"

在范得知自己无法接受心脏移植手术几周后，他决定和家人一起去海滩。那是他植入机器后的第一次旅行。他和家人在缅因州海岸边的一家旅馆里租了 7 间房。一天晚上，范和他的母亲、妹妹、孩子、孙子和外孙一起外出野餐，享受太阳的余温与暖和的海风。那是一个愉快的周末。

也许是我理解错了。我曾以为携带这种装置的生活就如同身处炼狱。对一些人来说，情况确实如此。我曾和另一位患者聊过，他携带过一段时间 VAD，后来接受了心脏移植。他告诉我说，携带 VAD 的时候，他每天晚上都会祈祷第二天早上能够醒来，而到了早上，他又会祈祷自己能够活过这一天。他并不讨厌 VAD 本身，对于这装置，他已经能淡然处之。但是有这样一个外在的东西一直提醒自己命在旦夕，让他觉得备受折磨。他知道自己依赖于一台机器来维持生命。他可以触摸它，也能感觉到它。他也知道，凡是机器就可能会坏掉。他没有富余的时间去考虑别的事情。不过对范来说，炼狱不是从他胸腔延伸到电池组的线缆；不是没有心脏移植的希望，只能携带 VAD 生活的未来；不是晚上可能被警报声叫醒的忧虑。对范来说，炼狱是等待，以及被门诊拴住的感觉。出乎我的意料，这才是范所认为的最糟糕的事。

要生存，更要生活

刚植入这个装置的时候，范问医生他能携带它活多久。那时，他们活得最长的患者已经植入装置 7 年了。我见到范的时候，他已经植入机器 3 年了，但是范似乎并没有太在意剩余的时间。他从来没预想过会发生这些事情，不论是心脏衰竭，还是携带 VAD 生活。现在事情已经发生，他也不知道人造心脏泵、电池和控制器还能维持他想要的生活多久。要是能多活几年当然好！他可以花更多的时间和外孙在一起，看着他长大。他可以继续和妹妹们一起玩儿，在她们去过女生之夜的时候，横插一脚，加入她们的晚餐活动。但是，当下技术的局限性让他对未来感觉特别不确定。也许某次他参加匿名戒酒会的时候就会突然遇到紧急情况，他想办法弄清了问题原因，没有惊慌失措，而是冷静处理了，于是他又继续活下去了。

一天早上，范在电话里跟我说："我不在乎我是否今天就会死，活过一天就算一天。"在我去范家里看望过他之后，我们还会时不时地通电话。那天早上我们聊天时，他接到了门诊打来的一个电话，通知他最新的化验结果，还有他血液稀释剂的剂量在一周内可以不用调整。"这甚至已经不是我一个人的事了，而是全家人的事。很多人花费了时间和精力帮助我活下去，我要享受这份生命。"

范确实一直在享受生命。在 VAD 的帮助下，范得以继续他在疾病恶化之前启动的露营车项目。他每天都干一点活儿，用胶合板搭建完成了长 2.4 米、宽 1.2 米、高 1.2 米的露营车车身。他在里面安装了几扇窗户、一台空调和两扇门，并用塑料壁板将车身全部围了起来。他在得知自己从移植名单上被拿掉之后不久，就建成了露营车。

几周后，范的母亲、唐娜和唐娜丈夫同范一起挤进他的小货车里，前往他兄弟在新罕布什尔州白山区的房子。货车后面挂载着露营车，而范则随身带着电池充电器，还带了一台发电机，以备在路上需要充电。他整个周末都在用电池，晚上也没有插到墙上充电，而是每 12 小时换一次新电池。这样他就能睡在外面，睡在自己建造的露营车里。在外面的时候很平静，入睡也很容易。他说，那是一段"相当体面"的时光。

另一次通电时，我问范过得怎么样。他说："有时挺好，有时不太好。"那时我已经变得很期待范的电话。我开始尝试着以他的方式看待他的生活，不急于了解未来会如何，也不会在回顾过往时心生悔意。我们通话那天一切都很好，他告诉我说："'好'都不足以形容，甚至可以说是'非常棒'。"他的声音几乎称得上是热情洋溢，让我十分惊讶。他最近决定开始健身，找了一个健身椅用来举铁。为了做有氧运动，他还研究出一套没有跳跃和扭腰动作的开合跳。他已经减轻一些体重，觉得走路时更加轻松了。就在几天之前，他去看了肺科医生，得知他的肺功能实际上也有所提高。当他告诉我时，我立刻想到了移植手术，想知道他是否有可能重新考虑这个选项。我犹豫了一下，然后问他是不是也有这个想法。他坦承道："移植总归是一种可能的选择，但我不会让我的生活围着它转。过了这么久，我已经很习惯现在的生活了。"

植入 VAD 以后，范甚至还约会了几次。他挺想谈恋爱的，但却苦于如何向女方解释他的设备问题。他笑着对我说："当她们发现我是依靠电池到处走的时候，她们对我就有点避而远之了。"当我们谈论锻炼和约会时，我突然想到，就在我们认识的几个月里，范已经有所改变。我想知道他变得积极向上是否与他对待 VAD 的态度变化有关。我问了他，他表示肯定。他提到 VAD 时说："现在，它就是我日常生活的一部分。我觉得携带它的生活越来越舒适了，就是这样，你明白吧。"

得益于这种舒适的感觉，范又着手了一个项目。露营车完成后，他决心修好一艘 4 米多长的快艇，用来在家附近的一个湖上钓鱼。那是一个大湖，大约 40 公里宽。在那里捕鱼很困难，因为你得知道它们藏在哪里。范从小就从父亲和兄弟姐妹那学会了钓鱼。他们白天在湖上划船钓鱼，晚上在岸边露营。范的父亲带着吉他，一家人围着炉火唱歌。这是一种很好的成长方式，也是他想要在自己的孩子身上延续的传统。自从他最后一次去钓鱼，已经过去好几年。他的医生一次又一次地警告他，携带 VAD 时不能太靠近水。但是夏天再次来临时，他又会重游故地，去欣赏湖里最好的景色。他会把钓鱼线从船上放下来，把脚伸到船舷外，放松一下，享受这一天。他会带着钓到的鲑鱼、虹鳟鱼或鲈鱼回家，在乔治·福尔曼烤炉^①上烤鱼。他还为外孙选了一根小鱼竿。他想教迪伦钓鱼，但安全起见，他还要确保有其他人跟他们一起。我很少听他这么神采飞扬地讲话。我逐渐开始明白，对他来说，松开枷锁、打破规则的行动是值得的。

范在电话里告诉我说："如果我什么也做不了，只能生活在恐惧中，那我还不如死掉，所以我愿意冒险。我心目中的生活，就是我现在的生活。如果人工心脏坏了，那我就倒下了。如果断电了，那我也会倒下。但是我没工夫去担心这些事情。"自从他开始出现心脏衰竭的症状已经5年多了，而从他得知自己不能接受心脏移植手术，到现在也已经一年多了。他肚子上有个洞，身上穿着用来装电池的背心，腰上还有他妹妹给他做的、用来固定控制器的松紧带。他每时每刻都面临着出现中风、出血或机器故障的危险。他多半等不到移植手术。他将一直以这种方式活下去，直到他生病，或者有什么东西坏了，无法修复为止。在面对一系列无法预料最终结果的方案时，有些人可能不会选择这条路，但是范选了。那天下午，他打算先休息一下，然后，如果天气还好的话，就坐车去沃尔玛。我笑听他讲述他的计划。他打算去沃尔玛买绳子和锚，再买一件救生衣，还有一个号角。夏天就快到了，范想做好准备——他要带着外孙去钓鱼了。

---

① 又称拳王烤炉，由美国著名拳击手乔治·福尔曼冠名代言。福尔曼曾获得世界重量级拳击冠军和奥运金牌。——译者注

You Can
Stop
Humming
Now

病房中的无形抗争

晨间检查的时间到了。我们围在床边观察我们的患者——一个中年男人。他面部浮肿、气管插管、静脉输液，还绑着约束带，被限制在床上。一名住院医生把听诊器放在他的胸前，听了他的心音和肺音，然后点了点头——患者的情况一天比一天好。我把手放在他的腹部，轻轻按压。他四处扫视，身体扭曲，想要挣脱束缚，用手去摸呼吸管。我下意识地靠近，抓住他的手，紧紧按在床上。他的面部扭曲，表情痛苦。

我转身去叫他的妻子，她正站在门口。过去的几周里，我们已经习惯有她在旁。起初，细菌感染遍布她丈夫的身体，我们不确定他能不能活下来，她那时几乎没有离开过他的床边。他入院的第一天晚上，她多半已经和他道别过。就算没有，第二天晚上也肯定有所准备。那晚她在狭小闷热的家属等候室里休息，半睡半醒间，一名实习住院医生在黑暗中小声叫她的名字，告诉她，她丈夫的血氧含量正在下降。

早些时候，我们早上查房时看的第一位患者是他，晚上离开医院前检查的最后一位患者也是他。

一天天过去，他开始慢慢好转。我们早上查房的时候，病情较重的患者排到了他的前面。现在他几乎可以脱离呼吸机，自主呼吸了。但是他醒来时表现出明显的谵妄症状，在床上胡乱甩动手脚，偶尔才听从一下我们的指示。对此，我倒是没有太在意。反正他不会死，也不会陷入长期依赖呼吸机的炼狱般的生活中。这位患者很幸运。他离开医院时虽然虚弱，但活着，身体完好，自主呼吸，毫无疑问是"救回来了"。

不过对于我的这位患者，噩梦远没有结束。我很久以后才知道，在插管后的那段时间里，他一直都在脑海里对抗幻想出来的俘房自己的人。他深信自家的房子被烧成灰烬，孩子们被迫为奴。他以为自己赤身裸体，手脚被缚，浑身冰凉。他看见血水顺着墙面向下流淌。这些幻象伴随着他从 ICU 到综合医疗层，然后离开医院回到家里。在家睡觉时，噩梦接踵而至；白天，幻象也不时闪现。

"看来他很快就可以自主呼吸了，我们估计明天就可以拿掉呼吸管。"我对他妻子说道。她松了一口气。"你听到了吗？"她对正在床单下蹬腿的丈夫说道，"呼吸管就快拿掉了！"她转向我，"他会好起来的。"她说得很慢，仿佛在回味自己的话。我点点头。我对他脑海中正在进行的战斗一无所知，也不知道这场战斗将如何改变他。我没想过他是否能重返工作岗位，需要多长时间才能做到，也没想过如果不能，他的生活又会是什么样。他会好起来的。当时在我看来，这是肯定的事实。直到我遇到一位叫南希·安德鲁斯（Nancy Andrews）的女人，我才改变了想法。

身体恢复，不代表一切就好了

南希的故事发生在我进入 ICU 工作的 20 多年前：20 世纪 80 年代初，在巴尔的摩，20 岁的南希是一名艺术系学生。她想要配一副新眼镜，因此需要进行眼科检查。由于手头拮据，她去了约翰斯·霍普金斯医院（Johns Hopkins Hospital）的眼科。她听说，在那里让一名实习住院医生检查眼睛只需 30 美元。医生透过她的瞳孔查看她的晶状体，她的晶状体似乎偏离了正确的位置。

"你的晶状体移位了。"医生说道。南希的头部是不是遭受过撞击呢？这是晶状体移位的常见原因之一，但是她没有。年轻的医生看向他的患者，仔细观察着她苗条的身形、修长的手指和柔软的手腕——事情并不简单。

最后，南希发现自己竟然得在医院的遗传中心等候诊断。当诊断终于出来时，眼科医生的疑惑得到了证实：南希患有马方综合征（Marfan syndrome）。

这个病名源自法国儿科医生安东尼·马方（Antoine Marfan）。他在 20 世纪初记录了首例患者——一个手指修长、骨骼畸形的年轻女孩。马方综合征是一种结缔组织疾病，主要累及连接身体皮肤、肌肉和器官的结缔组织。患有此病的人容易出现各种各样的并发症，比如相对良性的晶状体移位，或致命性的主动脉病变（主动脉是将血液从心脏输送到身体其他部位的大血管）。南希很快又接受了一些检查。仿佛为了证明祸不单行，她随后便得知自己的主动脉根部有一个瘤。南希的医生警告她，如果不加以处理，受损的血管可能会破裂，造成严重甚至致命的后果。

但是南希感觉自己很健康。她很有活力，经常骑着自行车满城转，甚至还有精力做兼职洗碗工。然而此刻，面前的诊断却表明她的健康状况只是一个幻觉。南希很震惊，她问医生，要怎么接受这种天翻地覆的改变。他告诉她，任何人都可能在任何时候死去。她回答说："这不一样，你跟我说的是我体内有一颗定时炸弹。"医生没有给她想要的答案。

为了控制主动脉瘤的生长，医生给南希开了一个降压药的处方，她又回归了日常生活。她别无选择。她按照原来的计划，去英国留学了一年。不过，秋天的时候，她又回到约翰斯·霍普金斯医院。医生告诉她，动脉瘤已经长得很大，采取手术修复的益处超过了手术本身的风险。因此，时年 21 岁的南希同意接受体外循环心脏手术。通过手术，医生将用一个聚酯材料的移植物和一个由塑料及金属组成的假体来替换她病变的主动脉根部和主动脉瓣。

出于对大型手术的恐惧，南希转向艺术寻求安慰。她在去手术室的路上拍了几张自己的照片，在术后和康复期间又对着镜子拍照。恢复过程很艰难，好在她还很年轻健康。她慢慢恢复了体力，又回到了兴趣广泛的日常生活中。诚然，她患有一种无法治愈的遗传病，随时可能需要另一场手术。而且她去看医生时，总是像街头杂要表演者一样被医学生们围观。但是在日常生活中，南希过得还不错。她完成了大学学业，还把手术照片当作自己的毕业设计。她 20 多岁时是个艺术家，在一个前卫的表演团体里拉小提琴、唱歌。她在一家电视台找到了一份医疗频道影像制作人的工作。她为生病的孩子们制作宾果游戏节目①。随着时间的推移，她对实验电影产生了浓厚的兴趣。于是她从

---

① 一种多人参与的纸上游戏。玩家持有一张或多张画有 5 行 5 列方格的纸牌，方格内可以是数字、单词、图片等任意内容。游戏主持人随机报出数字、单词等方格内容，玩家在自己的纸牌上标记相同内容的方格。最先集齐由 5 个方格组成的横线、竖线或对角线（类似于五子棋）的玩家大喊一声"Bingo"（宾果），表示获胜。——译者注

巴尔的摩来到芝加哥攻读更高的学位，然后在缅因州沿海地区找到了一份艺术教授的工作。一晃 20 年过去了。在这期间，她每年都会回到约翰斯·霍普金斯医院，检测主动脉的其他部分。她剩余的主动脉虽然病变缓慢，但无疑仍在逐渐恶化。她戴着一个医用紧急识别手环，上面写着"有主动脉夹层的危险"。南希的主动脉需要修复。这是一项复杂的手术，可能导致瘫痪、肾衰竭甚至死亡。而且这并不是一个选择问题，而是一个时间问题。

南希问她的医生，如果她来不及做修复手术，主动脉壁突然破裂了会怎么样。这种状况就叫作主动脉夹层，是一种外科紧急情况。根据主动脉夹层位置的不同，如果不及时治疗，患者可能很快死亡。南希还了解到，遭遇这种致命状况时会感到剧烈的腰痛。这些信息被她记在心底，直到 2005 年一个秋天的早晨才派上用场。

南希当时正在当地诊所等待抽血。因为她一直服用血液稀释剂，以防止人造主动脉瓣内出现血栓，所以必须定期抽血检查。她那时突然感觉腰不舒服。一开始，她以为可能是她坐的那把塑料椅子有问题。她站起来，四处走动，又坐下去，但是疼痛并没有消失。这种疼有点异样。有一种揪心的感觉慢慢渗入体内，而且一点减弱的迹象都没有。疼痛越来越剧烈，她走到前台。"我好像主动脉夹层发作了，"她记得当时她对候诊室的前台工作人员说道，"你能帮我叫辆救护车吗？"

在那之后，南希的记忆就模糊了。她记得自己倒下了，记得一辆救护车从小镇诊所疾速赶到最近城市缅因州班戈市的医院，一架直升机把她送到了波士顿的布列根和妇女医院（Brigham & Women's Hospital）。她记得直升机上的医护人员给她戴上了一副耳机，告诉她可以用它来说话，就像麦当娜在演唱会上做的那样。在手术室里，外科医生先是在她身上开了一个垂直切口，从她的肚脐下方一直切到胸部，然后环切到背后，以便对主动脉开展手术。当她苏醒时，大部分破裂的血管已经被聚酯纤维替代。她活下来了。

静脉内流动的镇静剂让南希感觉身体非常平静。但她的脑子在飞快地转动，试图理解莫名其妙的幻觉。她感觉被困在了一艘船的底仓里，或是一口深井的底部；她7/8的大脑都被切除了；医院的人想要杀了她。负责治疗她的医疗团队每天早上都会问她一些基本问题，比如她叫什么，今天几号，她在哪，等等。她却以为这些问题是测试她，如果通过了就能获得自由。有段时间，她觉得自己发现了一个色情犯罪团伙。该团伙专门偷拍住院患者，并把照片放到互联网上。她每次听到抽屉关上的声音就以为是某人在走廊里被偷拍了。还有些画面栩栩如生的幻觉，有时是穿越沙漠，有时是在北极地区挣扎求生。她的家人坐在她的床边，却不知道她内心的猜疑有多深。当南希慢慢恢复健康，能够说话和写字时，她内心复杂的噩梦才逐渐为人所知。

朋友来看望南希时，她会让他们把脸上的虫子赶走。她还会潦草地写下绝望的留言，想要告诉别人自己大脑的一部分被切除了。她的伴侣一遍又一遍地问医生和护士："她到底怎么回事？这样正常吗？"这种状况令人不安。她知道南希经过一场非常艰难的手术才活下来，也看到她的身体在恢复，但她脑子里那些奇奇怪怪的想法是怎么回事呢？医生们似乎没觉得有什么大不了的。他们回答道："哦，是的，有时会发生这种情况。"说得好像这种状况很普通。医疗团队似乎很有信心，认为等到她回家的时候，她的精神就会恢复正常。

然而即便谵妄的症状似乎已经消失，南希也恢复到足以出院（先去康复中心，然后回她在缅因州海岸的家里），她也和原来不一样了。在班戈的康复中心，她听到直升机的声音，会莫名其妙地哭起来。回家后，有一次朋友们带着孩子过来吃饭。那对父母正在用勺子给孩子喂饭，嘴里发出直升机的声音。这一本来无害的举动，却让南希惊慌失措。她回忆道："我当时本能的反应就是快速卧倒避难。"后来她才意识到自己的反应和曾经乘医疗直升机从缅因州飞到波士顿有关。"我吓得都想缩成一团。"在一次纪录片研讨会上，她发现自己过去熟悉的电影评论语言，突然变得非常陌生费解。她感觉自己脑子一团糨糊。她不禁觉得是别的什么地方出了问题，并不只是身体康复方面。有时一股气味就能让她突然联想到被绑在床上的人、酷刑、鲜血、昆虫、痛苦的画面。她就好像被鬼上身了一样。她告诉我说："太震惊了，我都不知道发生了什么。"当初给她做主动脉手术的医生们觉得她还活着，就很值得庆幸了，而她现在已经 44 岁。尽管她对医生们也心存感激，但她还是无法忍受自己将在困惑、恐惧和崩溃之中度过余生。

　　南希出院几个月后，有一次与家庭医生①会面时，她决定公开自己的痛苦经历。她很茫然，不知道如何解释发生了什么。她跟他说了一些事情，比如一股气味就让她抓狂的经历。这名从军队退伍的医生听了患者的描述，发现了某种规律。这听起来像是创伤后应激障碍（post-traumatic stress disorder，PTSD）②，但她并没有回忆起真实的创伤性事件，而是回忆起她在医院神志不清时的幻觉。南希当然听说过 PTSD，也知道退伍老兵容易陷入对创伤的回忆中。但她从来没有想到自己作为一名艺术教授，在医院经历漫长复杂的治疗过程后居然也会受到这样的折磨。她在网上搜索，想了解更多信息，找到的却大都是退伍军人罹患 PTSD 的资料。但她越是深入思考，就越觉得医生的诊断是有道理的。她终于有了一个概念可以概括解释自身的绝望经历，甚至有了治

---

① 也称初级照护医生（primary care doctor），专门为家庭和社区民众提供基础、全面和持续的照护。——译者注

② 在遭遇身体或心理创伤后，长期处于紧张应激状态，容易陷入对创伤事件的回忆而崩溃。很多美国军人在战后都有此类症状。——译者注

愈噩梦的希望。之后不久，南希急切地想让生活重回正轨，于是就去找治疗师，展开了一个持续数年的强化治疗项目。

伴随重症监护而来的综合征

在将近 10 年之后的一个冬天，某个工作日的晚上，眼看时间就快到与人相约见面的点，我心想，我要迟到了。作为重症专科进修医生，我刚在 ICU 里度过了漫长的一天。早上我们是准时开始查房的，但是查房到一半时，突然来了位新患者，而且几乎都没有医疗记录。我们得先弄清楚她是谁，为什么会从科德角的一家医院被空运到这里。然后我们还得查看剩下的患者，制订他们当天的治疗计划。那天结束查房的时候，已经快下午 2 点了，我们都饿坏了。住院医生们准备去吃工作室里已经凉了的比萨，而我则出门回应呼叫。原来是护士长在找人，她语速飞快地提醒我们说，急诊室里有两名已经插管的患者，他们肯定需要 ICU 的床位。我们得把病情最轻的患者转到综合医疗层去，以便在 ICU 里腾出地方。我带着这个消息打断了住院医生们的用餐，导致实习住院医生在接下来的几个小时里忙得不可开交。他们匆忙地撰写转院摘要，把已经在 ICU 里待了好几天的一些患者送走。这些可怜人仍然处于谵妄状态，却因为床位紧张，就这么突然被认定为已经足够健康，可以转出去了。我忙得都忘了时间，直到我看见夜班护士们穿着洗手衣，罩着雨衣，提着熬夜用的袋装食物走进来，才意识到已经很晚了。外面下雨了吗？ICU 没有窗户，我不知道外面什么天气。我看了一眼手表。快到晚上 7 点了，约好的晚餐我要迟到了。

也许我应该取消这次见面。我想象着取消以后，回到家里，洗个澡，一边看着奈飞（Netflix）的节目，一边吃着我工作日最爱的麦片配红酒。对在病房里连续待了 12 个小时、精疲力竭的我来说，那就是我想做的一切。我真的不想在这个黑暗、潮湿、寒冷的波士顿冬夜里，大老远地去和一个陌生人共进晚餐。我甚至不确定自己一开始为什么要去约见南希·安德鲁斯，当时我就是一时兴起。那天晚上，我在浏览重症监护相关的近期论文，想为每天早上的例行讲座寻找一些新的话题。这时我偶然发现了一篇文章，描述了人们在重症治疗之后所面临的问题。虽然当时我还不太了解这方面，但是已经有一些研究表明，在 ICU 里劫后余生的患者经常会出现进入 ICU 前没有的心理和认知问题。即使是出院回家后、貌似健康无虞的人也是如此。一些人患上了 PTSD，脑海中常常浮现出以前因谵妄产生的可怕幻觉，包括断肢、性创伤、溺水和酷刑；还有些人经常焦虑、抑郁；有的年轻人会出现类似于轻度痴呆的记忆问题。PTSD、抑郁、认知功能障碍——这些问题集合到一起，甚至有了一个专用词：重症监护后综合征（post-intensive care syndrome，PICS）。虽然医生们不能确定谁最有可能出现相关症状，但可以确定的是，在重症监护期间出现谵妄的患者比头脑清醒的患者更容易出现这些问题。然而长期以来，我一直认为谵妄只是一种良性症状。

　　这一研究完全刷新了我的认知。当我还是实习住院医生的时候，我们所接受的培训告诉我们，从 ICU 出来的唯一结果，就是患者已经回归正常。就连"重症监护后综合征""PICS"这些词都是 2010 年才出现的，那时距我实习结束都有两年了。所以，当我在 ICU 转科学习呼吸机的复杂机制时，我们从来没有讨论过重症监护之后可能出现的功能障碍。在培训过去多年的那天晚上，尽管读到了最新的研究，我却还是不知道该如何运用这份新知识。我接触过慢性危重患者，这些熬过了重症监护期却还在依赖呼吸机的"成功病例"已经让我开始怀疑重症监护的干预措施的意义。而现在研究又表明，我们以往所认为对患者来说最好的结果都包含着无法预料，甚至无法避免的伤害。

想到明天还要回到病房继续工作，我不愿在这些事情上太过投入。于是，我接着读起别的文章，期望看到一些不那么触动人心的内容，比如抗生素、呼吸机之类的，结果却看到一组摄人心魄的黑白素描。一幅图中，一些没有身体的脑袋围成一圈，中间有一个横幅，上面写着"我喜欢吗啡"。另一幅图中，一个胸部有一道伤疤的半人半鸟生物飘浮在医院的病床上。这些图就像是通向谵妄幻境的窗口，简洁却迷人，有种别样的魅力。更加吸引我的是，素描的创作者在遭遇主动脉夹层后活了下来，还曾在我们医院接受过治疗。

南希第一次出院回家时，虚弱到连摄像机都拿不动。她都不确定自己是不是能够，甚至是不是想要重回电影行业。不过她还拿得动笔。尽管一开始在床上创作时，南希的笔迹总是扭曲歪斜，但她还是慢慢地开始了画画。随着体力的恢复，她开始有动力分享她的经历，并一直坚持创作。她建立了一个网站，上面有她的素描和一些文章的链接。这些文章有关于重症监护后的创伤后应激，以及谵妄的持久影响。她还留下了一个邀请访客分享自己的故事或与她联系的链接。我被她的艺术作品迷住了，给她发了一条信息。我们约好等她下一次来波士顿时，在医院附近的餐厅共进晚餐。

当我走进我们选定的泰国餐厅时，南希已经在那坐好等我了。尽管我并没有认真设想过她会是什么模样，但她的形象还是超出了我的预期——她戴着厚边眼镜，穿着印花夹克、牛仔裤和时髦运动鞋，讲起话来深思熟虑、清晰流利。也许我是惊讶于她没有表现出饱受摧残的样子。虽然我照顾过无数从 ICU 走出去的幸存者，也读过不少有关重症监护后综合征的文章，但南希是第一个跟我谈起这类经历的人。当她讲述自己的故事时，我有一种奇妙的新鲜感，就像是接触到改变人生观念的知识一样。我拼命地记着笔记，不想漏过任何信息。我不知道自己曾把多少人从死亡的边缘成功地救回来，结果却让他们回到了被一种叫作重症监护后综合征的无形创伤所困扰的生活中。我们会说他们好多了，已经康复到可以离开 ICU 了，而他们在后续门诊回访中遇到的医生也会为他们能成功出院而鼓掌。门诊医生会说："你看上去棒极了！"那天白天，我就对匆忙离开病房的患者说过同样的、过于乐观的话。我们没有意识到的是：有些在重症监护中活下来的幸存者无法回到工作岗位；还有些家庭在与疾病的斗争中，在长期的护理中，在不断增加的医疗费用的压力下崩溃了。我不知道他们中有多少人会保持沉默，害怕被人视为软弱不堪、忘恩负义，甚至是丧心病狂。

南希对我说她是"最幸运的不幸者"。幸运的是，那天她选择了去约翰斯·霍普金斯医院检查眼睛；幸运的是，主动脉破裂时她正好在一间诊所的等候室里，而且她知道发病的前兆；幸运的是，有位医生怀疑她患有 PTSD，而在当时由重症监护引发的相关症状还没有得到公认。不过，当南希在手术后的几年里与其他医生讨论她的经历时，她发现常规的医学认知与她的实际状况之间存在一定差距。在早期门诊回访中，有一次她和医生说起自己被诊断为 PTSD。"PTS 什么？"医生反问道。他是真的没听懂。南希的伤疤藏在衬衫下面，她很难解释为什么自己和以前不一样了。"人们真的看不见，不知道哪里不对。"她告诉我说，"只有当我还在拄拐杖的时候，他们才能看得见。但是心理上的伤疤，人们是没法看见的。"而且说不定，从某种角度来说，他们也不想看见。"说真的，人们想听到我说的只是'我好多了，很高兴还活着，充满感激'之类的。"她解释道，"没有人想听到黑暗面的事情，但这两者是同时存在的。"

听着南希的话，我不禁回想起我现在的患者们，他们接受了插管和镇静治疗，而他们的家属在床边焦虑不安。我想着明天早上是不是应该在查房结束后，再到每个房间去一趟，把我听到的消息转达给患者和家属。这样一来，如果患者的恢复状况不如预期，他们也不会感到惊讶了。但是如果我在患者戴了好几天呼吸机，意识才刚刚苏醒时，就告诉患者的丈夫，他的妻子未来可能会健忘、焦虑或抑郁，那似乎过于草率了，只会让人难受。患者家属又该如何应对这样的消息呢？重症监护带来了一种新的综合征，但却没有简单的解决方法。所以不管是那天晚上回家后，第二天回到病房时，还是接下来的几个月里，我都闭口不谈这件事。因为我不确定该如何将新的观念融入我在 ICU 的日常工作中。

积极干预，会好起来的

一天晚上我在 ICU，刚上了几个小时的夜班。那时我的患者名单上有一位因肺炎伴感染性休克而入住 ICU 的女性。一开始她的病情很严重，接受了插管。现在过了一周，血压稳定下来，就快能自主呼吸了。我因为一些小事被叫到她的房间。当我进去时，我看到她的女儿坐在床边。她看上去疲惫不堪，不知道她最后一次睡上安稳觉是什么时候。

我介绍说，我是值夜班的医生，只是过来看看呼吸机设置情况。我也对患者说了一遍，因为我不知道她会记住多少、记得多久。当时，她闭着眼睛，血管内还流淌着镇静和止痛的药物。我告诉她，我为什么会在这里，还告诉她，病情正在好转，而且我希望在接下来的一两天里，她就可以不用插管呼吸了。说完以后，我看了看她的女儿，对方一直在旁边听着。她女儿说："我很害怕。我以为我要失去她了。但她会好起来吧？"最后的声音变了调，变成了问句。

该来的还是来了。这个问题我听过无数次了，它们都是以同样的"会好起来的吧？"结尾。而我则以同样的"会好起来的"作答。从某种角度来说，这也算是干脆利落的答复。然而，我却很少停下来反问一个关键性的问题："到底什么才算好起来呢？"这个问题我想得越多，答案就变得越复杂。自从见过南希·安德鲁斯之后，我就在医院里专门为曾经接受过重症监护的患者新开了一个门诊。虽然这个创意看似很有意义，但现实进展却非常缓慢，就连召集患者来看门诊的工作都比我预计的要困难。即使是经历了几周到几个月的康复和护理才最终能出院回家的患者，也难以动员。他们对于在医院的经历有着可怕的回忆，可能并不愿意回来预约专科医生的门诊，或者即使他们想来看门诊，也因为身体太过虚弱，不能出行。还有的人可能有认知障碍，记忆缺陷导致他们不记得预约的时间，甚至不记得当初为什么要预约。

不过到目前为止，我们已经见过几位患者。我们还通过问卷调查和谈话筛选后重症监护阶段的常见问题，并努力寻找对症的药物。一位曾担任过急救医生的患者告诉我，他不想和年幼的儿子单独待在一起。因为他担心会被他自己也不知道的什么东西或什么人攻击，而他没办法快速做出反应。另一位患者则坦承自己害怕做饭，担心打开烤箱后会忘记这事，几个小时以后回来才发现食物已经烧焦，还冒着烟。我们会仔细聆听患者的描述，把他们转诊给相应的专科医生，还会总结记录发现的情况，并将每位患者的记录转给其门诊医生。我们终于开始弥合患者在 ICU 的经历和出院以后的经历之间的鸿沟。不过，最重要的也许是，我们开始讨论重症监护后综合征了。我们给了患者确定的病名和诊断。我想，有了这些以后，患者多少会得到安慰，甚至是希望。与我们在 ICU 所采取的干预措施相比，这些操作显得微不足道，但又确实很重要。

那天晚上我站在那位患者面前，思考着她女儿提的问题，也回想着我在门诊见到的患者们。我回想着他们的困惑和他们失去的记忆，他们的悲伤和极度的焦虑，他们的噩梦和对于血腥折磨的记忆闪回。

从某些方面而言，我在门诊里见到的这些人是完全、明确地好起来了。他们是获救的人，成功离开了 ICU，回到了家里。他们可以正常走路和说话，和家人住在一起，去购物，吃自己想吃的食物。但是在其他方面，与患重病之前的生活相比，他们过得根本不算好。

我面前的这位患者又将面临怎样的新生活呢？也许她会好起来，真的过上好日子。她会去康复中心，这个过程会比我想象的还要艰难，但她最后会回到她的世界，就像她离开之前一样。但是，她也可能不会好起来。我们正在改变 ICU 的一些操作，比如减少镇静剂、实时监测谵妄等。也许这些干预措施会让她的情况变得更好。但是即便如此，等到她回家的时候，可能还是会感觉意识模糊、人生灰暗。她可能没办法专心阅读报纸，也没办法享受与外孙独处的时光，甚至可能会忘记去商店买牛奶。作为兼职医生，我对她的了解不够多，也不知道她以前的生活是什么样子。但是我知道她以后的生活肯定会不一样了。

我心想是不是该跟她女儿说说这方面的事情。我理了理思绪，吸了一口气，正准备要开口，又停住了。即便我告诉她未来可能会怎样，告诉她"重症监护后综合征"这个词，告诉她这对她的母亲来说意味着什么，她又能依靠这些概念做什么呢？她已经很累了。知道母亲不会死在那间病房里，对她来说已是极大的宽慰。这就是她想听到的消息。或许也是她此时所能听进去的唯一消息。

于是，我笑了笑，点了点头，表示肯定。会好起来的，她母亲的呼吸机就快拿掉了，然后就会离开 ICU。那以后呢？我多待了一会儿，记下了她的名字，这样以后就能知道她恢复得怎么样了。也许，我之后可以约她在门诊见一面。我会努力记住这件事，至于现在——这样就够了。

You Can
Stop
Humming
Now

喧嚣的清晨和沉默的长子

安德莉亚·克兰西（Andrea Clancy）在厨房里忙得团团转。外面正是炎炎夏日，屋内却是凉爽宜人。咖啡机嗡嗡作响，正在制作早餐咖啡。家里的狗狗们在她脚边欢叫乞食，其中有两只是从黑心繁殖场里救出来的，第三只是从收容所领养的。安德莉亚家有三个孩子，20 岁的老二格雷格（Greg）跌跌撞撞地走下楼梯，嘴里嘟囔着"早上好"，然后从冰箱里拿了一个硬面包圈，准备带去他上班的咖啡烘焙店。

"回家的时候再带点咖啡豆回来，好吗？"安德莉亚在他身后喊道。

格雷格含糊地说了声"好"，出门了。

在这清晨的一片日常喧嚣之中，安德莉亚的大儿子本（Ben）却一动不动，静静地坐在餐桌旁。一位来访的护士在他的上臂上绑了一个血压计，并在一个小记事本上记录了测量结果。他的心率和血压都很正常且稳定。再有几次检查，护士就不用来家里查看他的情况了。他看起来像一个健康的 24 岁小伙子，一头棕色短发，穿着波士顿 T 恤、格子短裤和跑鞋。但是他的沉静却透着异样。即便没有理疗师过来帮助他康复，抓着他的腰带支撑他站起来蹒跚学步，他那异常的沉静也已经暗示了曾发生过的事情。那件事让他严重脑损伤，也让家人与他一同陷入了名为"恢复期"的阴暗世界。

5 个月前的一次过量吸毒，导致本的心脏一度停止跳动。当他再次睁开眼睛时，他的目光显得空洞而茫然。他脑海中曾经承载记忆的区域里如今充满了星星点点的空白与混乱，不过好在他已经回家。他和母亲一起愉快地度过了这段时间，他们经常一起看电视，看到有趣的节目时还会放声大笑。这才刚过去 5 个月，他以后还会更好的，这一点似乎是肯定的。但是，"更好"是一个很模糊的概念。"更好"是不是意味着本以后能够独自生活，开车上班，还能在周五晚上出去约会呢？还是说要保守一点，比如说走路时不需要有人陪着以免摔倒了没人保护，再比如说会记得做午饭，开了炉子也会记得关，也许还会记得饭后把盘子收起来。

脑损伤是一个相对较新的研究领域，诊断分类和病情跟踪方法日新月异。目前神经学研究发现，脑损伤病情可能会在多年之后有显著改善。这一发现确实令人振奋，但是对等待着并不一定会发生的改变的家庭来说，却也可能是一种折磨。这就是脑损伤的神秘之处，也是那天早上吸引我去克兰西家拜访的原因。那些属于本的根本特质，比如他那声震屋宇的爽朗笑声、那别具魅力的俏皮言笑，还有他的机敏聪慧，到底有多少在深眠潜藏，又有多少会突然浮现，还有多少已经永远消失？

和本的母亲见面时，我问她对未来有什么期待。安德莉亚毫不犹豫地回答我："一切都好。"她知道儿子未来的人生和她曾经的预期不会相同。但是当她闭上眼睛、展望未来时，看到的还是本每天去上班、做着自己心仪的工作的样子。他曾经告诉她，以后他会开上法拉利。这也许不太可能实现，但她还是会想象儿子以后长大成熟、开着自己车的模样。来访的护士却一直在谈论一些完全不同的目标，比如给本找一家福利院、找一份简单的工作之类。安德莉亚承认这样的目标可能更现实，但她还是不能接受儿子的未来会变成那样。这才刚过去几个月而已，她还期待着未来儿子会恢复得更好。

九死一生后的漫漫康复路

本以前是一个很有魅力的人，是人群中的焦点。他会为了好玩儿或者带动气氛，故意在辩论时选择不受欢迎的立场，哪怕选择的是自己也不太相信的观点。他上高中时，既是橄榄球队的一员，又热爱爵士吉他，他上的那所私立学校也鼓励他双向发展。本的父亲布赖恩（Bryan）和母亲安德莉亚把他们家的大房子建在离波士顿大约半小时路程的一个小镇上。这里也成了本和一大群朋友聚会的地方。克兰西一家待人慷慨热诚，房子里也有很多额外的空间。本的一个朋友甚至因为一些个人问题需要处理，搬进来住了好几个月。安德莉亚回忆说，那时他们家就像是"流浪男孩之家"一样的地方。

但不知何时，本的派对生活跨越了禁忌之线。他大学去的是纽约北部某个湖畔的一所小型文理学院，那时他非常高兴。他加入了一个兄弟会[①]，并决定主修公共政策。但是到大三时，他的成绩一落千丈。寒假回家后，父母当面质问他，才知道他饮酒无度的事情。他还承认

---

① 美国大学里常见的男生社团组织，一般以一组希腊字母为名，成员经常一起聚会活动，且内部活动对外严格保密。申请入会者需要先完成组织指定的一些特殊任务，而任务内容多以恶整新人为主，因此常有负面新闻。类似的还有女生社团组织姐妹会。——译者注

自己在学校里尝试过处方麻醉剂。大学兄弟会里的男生往往会一起喝酒，本的父母也能接受这点，但是药物成瘾让他们深感担忧。

安德莉亚回忆道："我们当时的态度非常冷酷，我们告诉他，'你别上学了，我们不是花钱让你去做这种事情的。'"本很生气，但是父母让他别无选择。他可以在第二年秋天回学校上学，但是首先他得在春季学期里去一座建筑工地干活。这就是约好的条件。每一天，本都筋疲力尽地回到家里。挖坑和砸墙耗尽了他的精力，让他完全没兴趣出门喝酒或者做别的事情，只想睡觉。安德莉亚和布赖恩觉得未来充满了希望，因为他们孤注一掷的坚持似乎取得了成功。经过几个月艰苦的体力劳动，本似乎已经改过自新。

那年秋天回到学校时，本把安全帽挂在宿舍里，为自己休学的这段时间感到骄傲。他因此彻底改变了——那年冬天，他以优异的成绩完成了学业。不过他的很多朋友都已经先他拿到了毕业文凭。修完课程后，本搬回父母家，开始找工作。但是他的进度与主流相悖，尽管已经完成学业，却还要等到春季才能正式毕业，也没有工作，所以只能待在自家的卧室里，无所事事。这样的情况虽然不太理想，但是本和他父母都觉得没什么大不了，只是暂时待在家里而已。然而，随着时间一个月又一个月地过去，这种并不独立的生活状态让本的心情越来越差。本觉得好像做什么都需要得到许可，更讨厌就连买车票这样的小事都要找父母要钱。安德莉亚知道，对一向独立自主的儿子来说，就这样住在家里会有多么烦心，但是她又生怕儿子酗酒或嗑药，而且她也不想给他几百美元打发他走。所以她给了他足够的生活费，不含零花钱。如果他需要更多，就得开口要。她并不觉得她和丈夫对儿子过于严苛，他们本意也并非如此。

到了秋天，情况开始失去控制。本离校已经 10 个月了，但是他还没找到工作。他的朋友大多已经找到工作，忙忙碌碌。本结交了新朋友，那是一群有意愿也有空闲在工作日和他聚会玩乐的人。这些人不在的时候，他就独自在房间里喝酒。父母的担忧成了现实——本遇到了问题。他们忧心忡忡地带他去看心理咨询师，但是本不爱听咨询师说的那些话，后来就不去了。父母催他再去做咨询，他却向他们保证说，一旦开始工作，他就会改变。他承诺说，有了规律的日程，情况就会变好。他说得振振有词，他们都希望这些话能够兑现。

不出所料，经过了几个月的寻找和等待，经历了几十次电话和语音邮件带来的连续打击和失望后，本终于得到了三个工作机会。他做出了自己的选择，决定去一家致力于提高能源效率的初创公司，为其业务开发团队工作。第一份工作就能和一群优秀的同事一起为了自己崇信的事业而努力，前途好似一片光明。本把正式上班的日期定在了 2 月最后一个周一。这天之前的周末，他和波士顿的一些朋友出去聚会庆祝。

事情发生时是周日那天，刚过中午。安德莉亚和布赖恩从前一天开始就没联系到本，但考虑到他是和朋友出去的，所以也没觉得不对劲儿。手机响起的时候，布赖恩在家里。来电者告知，本出事了，情况很严重，本已经身在波士顿的医院。当时安德莉亚正在女儿的学校里参加他们音乐剧的带妆彩排，安德莉亚是戏剧服装制作的负责人。手机刚响时，她并没有意识到情况的严重性，所以她等了几分钟，到中场休息时才溜出去接听。

安德莉亚收到了和丈夫相同的信息，立刻离开剧院，直奔马萨诸塞州综合医院。布赖恩先到了，他跟安德莉亚详细说了应该在哪里停车，在哪里见面。她当时还没有觉得害怕，也不知道会遇到什么情况。当她到达急诊室时，一名社会工作者在候诊室见到她，就把她带到了她丈夫那里。会合以后，他们去看儿子。本躺在担架床上，戴着呼吸机，一动不动，身上还铺着一些冰垫。

本喝了酒，还吸食了海洛因、可卡因和镇静剂。这些物质组合在一起几乎是致命的。他失去了意识，他的朋友们可能也是自身难保，因此一开始没有注意到发生了什么。那天早上，终于有人想起来打电话问亲戚怎么办，那位亲戚可能是护士之类的职业。又过了一阵，他们才拨打911求救，那时本已经停止呼吸。由于缺氧，他的心脏也停止了跳动。

他们到医院后，医护人员为本实施了心肺复苏术，尝试用药物和电击来重启他的心跳。得益于年轻体健，本的心脏扛过了这次伤害，但是大脑却因为缺氧而严重受损，因此本并没有清醒过来。安德莉亚和布赖恩得知，本的医生使用冰垫是为了降低本的体温，以缓解炎症和细胞死亡的情况，从而减轻缺氧对大脑造成的损害。本还被注射了镇静剂，丧失了活动能力，由此他的身体就可以忍受寒冷，而不会发生寒战。寒战会引起不适，并导致他的体温升高。布赖恩和安德莉亚站在儿子的病床旁，仿佛他们也被冻住了，只能默默注视。

"啊，他这次是真的玩儿砸了。"安德莉亚心里想的只有这句话。她和丈夫已经见证过本好几次死里逃生的经历。有一次，本酒后驾车，被拦了下来。还有一次他没喝酒，但是因为疲劳驾驶，在路上睡着了。他的车从十几米高的路堤上冲了下去，一路飞驰到了离高速公路400多米远的地方。发现汽车的人看到本毫发无伤，还能走路，都不敢相信是他开的车。

那两次，本都很幸运，但是这次不一样了。安德莉亚不敢深想，她不敢去想象如果儿子永远无法醒来，自己会是什么感受。布赖恩坐在床边，麻木地看着医生和护士照料本的身体，看着维持其生命的机器，联系了儿子未来的雇主。他留下信息，说本没法按计划从明天开始工作，近期都不行。布赖恩后来收到了那个公司里某人的回复，说他 10 年前也曾因脑损伤而住院。除了还有一些记忆方面的后遗症，他都恢复了。他告诉本的父亲，他很期待之后听到本恢复的情况。

本的医生列出了他们的短期目标——保命。他们会让本的身体恢复温暖，然后停用让他处于瘫痪和镇静状态的药物，这样他就会醒过来。但是医生却没说在本醒来之后会发生什么，也没说他还会保留多少自我意识。一天之后，治疗按照计划开始，本的体温逐步恢复到正常水平。医生停用了镇静剂。但到了第三天，本仍然昏迷不醒，时间仿佛放慢了脚步。本在吸毒过量后不久就接受了头部 CT 扫描，以检查是否有出血或栓塞的情况，结果是都没有。医生还让他做了核磁共振，以掌握更加细致的损伤情况。本一动不动地躺在检查床上，就像躺在石棺里的尸体一样。机器发出砰砰、嗡嗡、锵锵的声音，将他大脑内的情况以图片显示出来。

当心脏停止跳动，血液不能在体内流动并进入大脑时，受影响最严重的是最需要氧气和糖分的区域，也就是大脑中存储记忆以及控制运动和学习的区域。本的病情正是如此——核磁共振的结果显示他的大脑确实有所损伤，但好在并没有彻底损坏。这意味着本有望在一定程度上得到康复，问题只在于康复程度的高低。

在体温恢复正常的三天后，本第一次睁开了眼睛。这只是微小的变化，但对他的父母来说却是巨大的进步。本从十年级开始就一直使用相同的密码，所以安德莉亚轻易就解锁了本的手机。在本睁开眼睛的那一天，她通过他的脸书主页向他的亲朋好友发布了最新的状态："今天下午本睁开了眼睛……也许明天情况还会更好。"安德莉亚寸步不离地守在他的床边，期待着下一步的变化。也许他会有意识地移动身体，甚至说出话来。

每一分钟都变得像一个小时，甚至是一天一样漫长。时间一分一秒地过去，虚无感在无限延伸扩大，细微却真实的变化也在其间出现。第二天，本的眼睛又睁大了一点，而且当安德莉亚把手塞进他的手里时，还能感受到一种轻微的挤压感。她也把这些细节发布到了本的主页上。不过大多数时间，进展甚微。

本的病房窗户正对着附近建筑的空调外机。安德莉亚还记得那个画面，记得那些机器发出的嗡嗡声。本的朋友们聚集在 ICU 的等候室里，还在本病房外"认识一下我"的展板上写了一些滑稽的笑话。在安德莉亚乐观积极的更新间隙，本的朋友们还在他的脸书订阅源上发布了本小时候的照片，有的照片上是一个胖乎乎的棕发小男孩儿，笑容灿烂，有的是一个容光焕发、盛装打扮的少年，和舞伴一起走在去参加学校舞会的路上。有时医生会捏住本的脚指甲，测试他的意识水平和对疼痛的反应能力，他会因此睁着眼睛龇牙咧嘴。其他时候，他都静静躺着。

随着本开始逐渐清醒，偶尔能对命令做出反应，他就不再处于所谓的植物人状态——他进入了一个叫作微意识状态的新领域。3 月初，安德莉亚在脸书上说"好日子"接连不断，先是有一天本可以整天睁着眼睛。后来有一天，他还笑了。他的笑声比原来安静多了，不是那种在房子里任何角落都能听到的大笑。但对她来说，这笑声意味着本的意识还在身体里的某个地方。但两天后，他因肺炎发起了高烧。医生必须把聚集在他一个肺叶周围的一升积液抽干，还在他的胸腔里留了一根管子来吸收剩余的液体。"他的情况不太好，"安德莉亚简短地写道，"现在只能接受短暂、安静的探视。"

后来，肺炎好转了。本接受了放置气管导管和饲管的手术，感觉好像向前迈进了一步。他还不能说话，不过自从他嘴里的呼吸管被取出来，换成了连在脖子上的气管导管以后，他的微笑和皱眉真正有了原先的神采。几周后，本可以不用依靠呼吸机来呼吸了。他终于能够离开 ICU，进入综合医疗层的一间常规病房了。"本升入了一间新病房！"安德莉亚于 3 月中旬在脸书上发布了消息。这是一间单人房，安德莉亚马上就用照片装饰了一圈。离开 ICU 后，在新房间里，本的恢复速度加快，开始吃饼干和苹果酱。医生先是把他的气管导管换成一个更小的，之后又完全取走了。后来，本发现了他脖子上插管留下的伤疤，还好奇地用手指摸了摸那一小坨隆起的粉红色皮肤。到 3 月底，本的人格特质开始逐渐恢复。他清醒到会冲理疗师眨眼，似乎还想跟护士调情。

安德莉亚一直努力保持着乐观的态度。一开始时，激增的肾上腺素冲淡了她的忧虑。在最初的那几个小时乃至那几天里，她都不确定儿子是否能活下来。而后发现死亡并未到来时，她只是感觉松了一口气。为了避开交通高峰，她每天都早起出门去医院，在儿子的病房里坐上一整天，看着他的情况，听着医生的话，瞧着窗外的景色，直到太阳落山，夜班护士到来为止。这就是她一天的全部。她喜欢一直待到护士换班后，这样她就能知道整晚守在儿子床边的是谁，而护士也能看到她。但随着时间的流逝，另一种恐惧悄然滋生。

本是活下来了，但是之后会怎么样呢？在最初的几天乃至几周里，没有任何人告诉她，长期来看他们会遇到什么状况，也没有人告诉她，有哪些可能出现的结果，包括最好和最坏的情况。她就坐在病床边看着本。儿子能睁开眼睛，有时还能吃东西，但还是不能说话。她心想，是不是就这样了，就到此为止了。

安德莉亚明白，本的医生在面对这些问题时有些左右为难。他们不想打消家属的希望，也不想让家属有不切实际的幻想。但这种沉默并没有减轻家属的担忧。"如果我放任自己去想象未来的情况……"安德莉亚停住了话头，她的表情有一瞬间变得凝重，"我就坚持不下来了。"于是她做了唯一能做的事情——继续更新本的脸书状态。她鼓励阅读者即使年轻也要去下载并填写医疗护理委托书[①]，因为一个人永远不知道未来会发生什么。她不想让别人重蹈她的覆辙。她儿子身体健康时从未指定过医疗代理人，所以出事后她不得不通过复杂的文书工作和漫长的等待才成为儿子的监护人。那时的她把注意力集中在下一个目标上，那就是离开医院，走向一个充满希望的新世界——康复中心。

与医院单调的混凝土建筑相比，急症护理康复中心简直美轮美奂。虽然这里距离本吸毒过量之后住的医院只有几分钟的路程，而且还有一些医生同时在这两处工作，但这家康复医院却像是另一个世界。其建筑又高又新，墙体全是玻璃，从病房里还能看见查尔斯河。这里看上去就像是一个会发生好事的地方，能来到这里，安德莉亚也很兴奋。家属们一般都是这样。因为能离开医院就意味着生死一线的急性病灾已经过去，是时候开始振作起来，逐步恢复健康了。

不过在这个过程中也会有焦虑。本不能永远待在康复中心。转院以后，急性病症住院康复的福利就开始倒计时了，保险公司可能只负责报销 6 ～ 10 周的住院康复费用。这个时间限制使得家属不得不考虑最好的康复情况，不得不接受一个事实——他们所爱之人的康复程度可能不会有他们想象的变化那么大，而且情况并不会在短期内改善，甚至可能永远都不会变好。

---

① 在美国，孩子成年以后，个人健康信息将受到保护和保密处理。如果孩子没有完成相应的书面文件，指定父母为自己的医疗代理人，那么父母将无法自动获得孩子的医疗记录，也无权在发生紧急情况时，代替孩子做出医疗护理决定。——译者注

从本心脏停止跳动的那个周日早上起，已经过去了一个月，终于到离开医院的时候了。救护车开了大约 10 分钟就到了那座现代化建筑，本要在这里度过接下来的几个月。当时，本还处于微意识状态，无法持续性地听从指示。不过他可以做到一些小事，比如伸手去拿东西，还可以进食。他能清晰地说出一些字词，虽然不一定有意义。这代表他在脑损伤的分类范畴中属于保留语言功能的一类，据说这类患者会有更好的康复效果。他进入康复中心的第二天，他母亲写道："适应这个新地方的过程比较慢。我们在这一层走来走去。本坐在轮椅上，看了看周围的景色……本的病床上有一个帐子（围着床的网状笼子）。过来探望时，请不要惊慌，那是为了防止他跑出去。"

安德莉亚只有一天没去康复中心，那天，她去看了女儿的音乐剧。她的女儿即将高中毕业，去远方上大学。安德莉亚和女儿原本都盼望着两个儿子不在家里的日子。后来情况有变，先是安德莉亚的另一个儿子格雷格搬回家里住，接着本吸毒过量。现在安德莉亚几乎都记不住女儿在春季学期上的什么课了。虽然她已经不用每天提心吊胆，担心本会死去，但是她也不想丢下他一个人在康复中心。儿子仿佛又成了一个婴儿，她觉得自己每天都需要和他在一起，见证、鼓励他的成长，在他不能为自己发声的时候替他说话。在受伤 6 周后，本从轮椅上站起来开始走路时，她就在本的身边。在同一天，他还自己刷了牙，而她也在一旁看着。"快看，他站起来了！"安德莉亚写道。

几周后，安德莉亚在脸书上写道："我晒的都是本最美好的时光，毫无保留。"本已经从微意识状态"上浮"到有自觉意识的状态。忽然之间，本发现这个新世界让他感到困惑和沮丧。生活中充满了他不知道如何遵循的指示，还有很多他感觉熟悉但又有所不同的事物。尽管记忆方面还存在问题，本打开手机的动作却毫不迟疑。医生向安德莉亚保证，本的烦躁是正常的。所以她试着平静地与他交流，等待他恍然大悟的瞬间，等待他看到朋友时的本式微笑，等待他的哈哈大笑和开怀相拥。

在本接受康复治疗几周后的一个周一下午，十几名临床医生聚集在康复医院7层的会议室里，花了一个小时讨论本的大脑康复情况。这个会议每周举行一次，过程也大致相同——讨论一个小时，研究一位患者。这天的一小时从神经心理学家约瑟夫·吉亚西诺（Joseph Giacino）在房间中间的圆桌前就位开始。从穿着洗手服和运动鞋的理疗师，到穿西装打领结的神经学家，他的听众都背向墙面坐成半圆形，一边吃着午饭，一边饶有兴趣地听讲。吉亚西诺医生从患者的病例总结开讲。简要介绍了病史后，他在头上一块巨大的显示器上调出了患者的核磁共振成像，通过滚动切换大脑的成像图来展示损伤的程度。随后，他转向患者的医生、护士和治疗师，看他们是否有什么问题。这些问题将主导他接下来的检查工作。

然后，患者就会进入房间。一般是坐在轮椅上，由护士推进来。吉亚西诺医生会倾身向前，就好像房间里只有他和患者两个人一样开始提问："你叫什么名字？你知道发生了什么事吗？"吉亚西诺医生有时还会让患者执行一些任务，比如，识别所有特定颜色的标记、记住一列物品的名称、倒背数字。他会在稍后分析患者应答时的细微差别。任务中的每一次成功和每一次错误都是迹象，在场的所有人都全神贯注地看着患者的表现。

这天，轮到本在这间会议室接受检查。此时，他的意识已经完全清醒，可以用助行器走路，还可以说话。但是他的治疗师注意到一个问题。吉亚西诺医生后来告诉我，这个问题叫作内驱抑制。如果你问本一个问题，他会回答并按你说的做，但他不会主动交谈或采取行动。而当他独自一人时，他就会沉默不语。而且他说话时的声音轻柔到几乎听不见，这种情况被称为"发音过弱"。当他和理疗师一起走在康复中心长长的走廊里时，他本来正常的步伐有时会突然变成踮起脚尖似的小碎步。这就是所谓的慌张步态①。当本写字时，一开始写出来的是正常大小的字母，但这些字母很快就会缩小，变成挤在一起的鸡爪文或微型字体。

　　发音过弱、慌张步态和写字过小这些表现结合在一起，就是帕金森病的典型特征，这也正是研究小组想在每周会议上讨论的内容。本并没有在脑部受伤后患上帕金森病。如果有人明确告诉本说话大声点或者步子迈大些，本是可以迅速改变这些行为的。因此，这些问题似乎与脑损伤造成的内驱力和运动控制能力受阻有关。在这种情况下，也许兴奋剂会有所帮助。但是，给予本过多的非特异性刺激又可能会使病情恶化。所以并没有简单的解决办法，没有某种特定药物或设备可以改变本的小碎步，使他说话更大声，让他变回原来的自己。周一会诊很少得出简单的答案，究其根本，脑损伤是很复杂的问题。损伤情况、行为表现和康复可能性，这三者之间的关系并不总是那么清晰明确。考虑到这些因素，对本的一小时会诊所得出的可能已经是最好的计划了。医生们判断，如果有足够多的人以标准化的方式纠正本，他就能够认识到自己的行为问题，并及时、自发地改正。

　　在这一目标的指导下，理疗师继续帮助本康复，在他不自觉地陷入上述模式时，不辞辛苦地一次次为他指出来。到了 5 月底，他走路时已经不需要多少帮助了，不过他还是需要提示。他可以根据自己的意愿，想说什么就说什么，想吃什么就吃什么。他的理疗师还带他乘船在查尔斯河上游玩，也许是想告诉他的家人，即使他不再是原来的

---

① 　一种病理性的步态，表现为上身前倾，小步向前，脚掌不离地面，常见于帕金森病患者。——译者注

本，也还是可以做自己曾经喜欢做的事情。总的来说，下一步的安排
应该是把本转移到位于新罕布什尔州山区的另一家康复机构。

但是到了要再次转院的时候，安德莉亚和她丈夫心里都很矛盾。
他们希望本在受伤后的第一年里能取得最大的改善，因为据说这一阶
段的康复是最重要的，而现在已经过去了三个月。确实，他现在能走
路、能说话、能吃饭，但他与吸毒过量前的那个人相比，仍然相去甚
远——也许他永远也回不到从前。但安德莉亚和布赖恩不太确定的是，
对本来说，转去另一个远离家乡的康复中心是不是最好的选择。无论
是每天开车去新罕布什尔，还是搬到那里，似乎都没有什么意义。本
已经在医院待得够久了，而他们只是想和本在一起。于是他们开始计
划把本带回家里。

安德莉亚原以为女儿秋天离开家去上大学以后，她就会回去工作，
但是现在看来还得等一等。母亲的身份再次成为她生命的中心。她不
会负责方方面面的照顾，毕竟，本已经 24 岁了。所以他们找了一个护
工来帮他洗澡，还请了护士来检查他的生命体征。安德莉亚组织了一
支由护士和治疗师（包括物理、职业和言语治疗师）组成的小分队。
他们会到家里来监测本的健康状况，帮助他尽可能地恢复生活自理。
一楼的一间健身室成了本的房间，他的床上装有警报器。如果他半夜
起床，警报就会响。在出事三个多月后，在妹妹高中毕业典礼的前一
天，本回到了家里。

心怀希望，步履不停

本回家已经一个月了。当安德莉亚给我讲述她儿子从吸毒到心脏
骤停再到脑损伤的故事时，本就和我们一起坐在餐桌旁，而狗狗们则

懒洋洋地趴在我们脚边。一开始我有点尴尬，因为我们谈论本的事情时，他就在旁边。尽管我们谈论时，他似乎并没有在听，当然也不会介意，哪怕他母亲说的是他与死亡擦肩而过的事。他就在那里，一个活生生的存在，但没人知道他到底能理解多少。他不记得那次受伤，也不记得在那之前的一年中发生的大部分事情。所以在安德莉亚看来，他的大脑总在尝试用现在掌握的情况来填补记忆的空白。在住院康复期间，他看到了很多剃光头发、头盖骨上有伤疤的患者。他觉得自己多半是遭遇了车祸，或者是中枪了。每次有人告诉他实际发生了什么，他都像第一次听到这个消息一样。

不过本的高中和大学记忆倒是十分牢固。

"你玩儿的什么项目？"安德莉亚问本在高中时参加体育运动的情况。

"橄榄球……"本的声音很轻，但很清楚。

"你还记得你玩儿过别的什么吗？"

本一边皱眉一边回忆，就好像在一个仓库里寻找一本他知道肯定藏在某个地方的相册。

安德莉亚给了他一条线索："你去山上了吗？"

本又想了一会儿。

"单板滑雪队。"他回答道。我感到如释重负，抑制住想喊出"做得好！"的冲动。

也许本不知道发生了什么，不过我猜他是不是知道自己的生活发生了改变，再也不能打电话给他的朋友，计划去旅行，或者一怒之下

就拿上车钥匙，冲出家门。本和他的弟弟格雷格以前总能逗得对方开
怀大笑，现在他们有时也可以做到。前几天，他俩在车后座上为一些
愚蠢的事情吵了起来，感觉好像原来那个本又冒出来了一点，这是好
事。但本的大多数朋友，甚至包括在他住院时最关心他的朋友们，都
不再来了，忙工作、忙生活。有些人还会偶尔过来拜访，但对他们来
说，这也不是件易事。即便本喜欢和他们待在一起，也很难从他的表
现上看出来。他不是会主动和人谈话或制订计划的人。

　　我猜本是不是在某种程度上也对失去这些能力感到悲伤，即便他
无法表达这种感觉。安德莉亚也想到了这一点。有时本说他不想去一
个地方，而她知道本的朋友可能就在那个地方。有时她让本把轮椅推
进商店里，他却摇头拒绝，她心想本是不是感觉难为情。这很难判断。
同样有可能的另一种解释是，那天坐在我面前的本觉得自己就是自始
至终唯一的那个本。

　　"你觉得你和以前一样吗？"安德莉亚问道。

　　"嗯……"本回答道。

　　"你觉得有什么不同吗？"

　　他耸耸肩，说："没什么不同。"

　　安德莉亚目不转睛地看着儿子，说："我觉得你比以前安静多了。"
她转而对我说道："本以前声音洪亮，笑个不停。我认为那个本还在，
只是音量调低了。"

　　就在我们聊天的时候，三只狗跑到后门，冲着站在门外的职业治
疗师汪汪直叫。自从本回家后，她一直在训练本学习一些技能，比如
准备食材、制作三明治，以及走进浴室并坐到淋浴椅上。安德莉亚告

诉我，在受伤之前，本是一个"三明治狂人"。无论是早上 10 点还是深更半夜，本经常自己制作美味的三明治，然后津津有味地吃掉，这可是出了名的。对安德莉亚来说，他受伤后还能做三明治并不奇怪。

那天物理治疗师休息，所以职业治疗师决定和本一起做些物理治疗练习。她递给他一对约 1.4 千克重的紫色小哑铃，然后把手放在他的腰上，保护着他上下举臂 10 次。在吸毒过量之前，如果有人递给本一对这么小的、明显女性用的紫色哑铃，本可能会犹豫。但以他现在的平衡和协调能力，这已经是他能举起的最大重量了。下一步是腿部训练。他们靠着厨房柜台站着，本把腿从一边举到另一边，重复了一次又一次。他的母亲还联系了他的一位高中教练来鼓励他："振作起来，本！"本微微一笑，但还是保持沉默。

是时候练习走路了。大约一周前，本吓了他母亲一跳。当时她把他一个人留在厨房里，几分钟之后回来就发现他不见了。原来他抛下轮椅，站了起来，走楼梯上了楼。虽然他没事，但她知道那只是运气好——他差点就受伤了。她想象着如果他无意走到外面会发生什么。也许有人看到他走路不稳，会以为他喝醉了，然后报警，结果他都不知道该怎么处理。"人总会想象一些可怕的事情。"她告诉我。

为了减轻担忧，安德莉亚给儿子买了一个红色的身份识别手环，上面有他的名字、地址和关于他脑损伤的信息。本第一次戴手环时感到非常困惑，尽管手环已经在他的手腕上，他却坚称自己需要戴手环。安德莉亚试着解释，指着他的手腕，向他表明他已经戴上了身份识别手环，一切正常。但他似乎无法理解，他想要的手环就是他手腕上的那个。她看着他变得越来越沮丧，然后放弃，不再努力去理解，只是一脸困惑和泄气的表情。"对他来说，放弃不是他的风格，"安德莉亚回忆道，"他曾经是一个很厉害的辩手。"

　　本沿着走廊慢慢地走着，职业治疗师在他像是要摔倒时抓住了他的腰带。他的步态一度退化为吉亚西诺医生描述的小碎步，但经过治疗师的提醒——"迈大步，本"，他的步态就恢复了正常。当他从走廊回来的时候，我们看着他努力地把脚放在正确的位置，以便自己能坐回轮椅上。转弯和倒着走的任务似乎特别困难，看着本努力想搞清楚在坐下之前的几秒钟里脚应该放在哪里，实在让人痛心。终于，他找到正确的位置，让身体舒服地下沉到椅子上。

　　当本坐回椅子上，治疗就结束了——全程45分钟。当天晚些时候，言语治疗师还会过来。在两次治疗间隙，母子俩会做三明治，看看电视，休息一下。时间过得很快，每天的进步情况很难衡量。由于每周只有两次身体、职业和言语治疗，本的康复效果似乎在很大程度上取决于他和安德莉亚独处的时间。有时候康复进行得很顺利，他们一起阅读或者玩儿游戏，本也会自己做物理治疗练习。但有的时候他心情不好，安德莉亚也很难强迫已经24岁的儿子行动起来，努力恢复独立生活的能力。她甚至都不确定他是否意识到自己失去了这样的能力。一天很容易毫无进展地过去，转眼间，几个月的时光就消失了。安德莉亚和布赖恩有时会怀疑他们把本带回家是一个错误，担心他的恢复潜力可能会慢慢减弱。

　　夫妻二人开始寻找家附近的日间康复机构，好让本接受系统化的治疗。其中一家机构他们特别满意，本去那里以后可以在健身房接受物理治疗，可以练习提高发音的可识别度，每天还会复习前一天做的事情。这家康复中心有一个游泳池、一个瑜伽室，甚至还有一个小超市，本可以在那里练习如何逛商店和买东西。每周有一到两次的额外活动——草坪游戏、游泳或迷你高尔夫，时间都在下午。这是一家专为脑损伤人群服务的康复中心，所以大多数来这里治疗的人都是中风患者，年龄比本大得多，但偶尔也会有和他年龄相近的。

　　本到那参观了一下，当时他似乎很喜欢那个地方。第二天，他甚至记得一些参观的细节，即使在那之后他就再也想不起来了。安德莉亚和布赖恩因此都很乐观，他们对这个选择"寄予了很大希望"。这是世界上最好的选择吗？安德莉亚不知道，也没有办法知道。在本最开始康复的那几周里，他们有明确的指导原则可依循。但是如今，按部就班已经被盲目的探索所取代。但安德莉亚知道，本在那里会过得很充实，而且白天有个地方去对他来说也有好处。也许在那里，有人可以激发他的好胜心，让他振作起来。安德莉亚靠自己一个人是做不到这些的。

　　安德莉亚喜欢这个计划。在某种程度上，展望未来，考虑以后可能发生的事情，也是在拯救她的生活。她已经开始填写文件，为本申请一个护工，每周来家里几次，每次工作几个小时。安德莉亚担心本会把这个护工看作保姆。这是他不能接受的，也不是安德莉亚想要的。但如果旁边有人能搭把手，她就能出去办点事。这么一来，也许几个月后，本就能接受一些结构化的认知测试，看看康复情况如何。他们周围有很多风言风语，安德莉亚都知道。有些话其实挺让人绝望的，但是她需要维持一股冲劲。"如果我们停下来……我想我只是不想停下来，"她说，"我不想要到了某个时刻就停下来，不再前进。"

　　到目前为止，本每天的清醒时间几乎都还是和母亲一起度过。其实在本的大脑受伤之前，他们之间的关系可以说是"一点就着"。本是个风趣可爱的人，但是他也有脾气，母子俩经常惹恼对方。以前的本有时会只为激怒别人就提出一个与之相反的政治观点，有时还会故意违背父母意愿，宣布他要外出。总之，本以前在家里并不安分，母子关系可想而知。如今，在某种程度上，和本一起生活非常简单。"没有戏剧性场面，没有争吵或分歧。这方面倒是挺好的。"安德莉亚说。有些亲戚朋友似乎觉得他们的任务就是让本不停地说话，考校他过去的事情，问他一些问题。但对于安德莉亚，并没有这么简单。她知道脑损伤患者可能会面临非常糟糕的局面。当初本还在斯波尔丁持续护理医院的时候，她看到有些父母在照顾成年的孩子。这些孩子可能会在康复机构中度过余生，再也无法自己走路、说话或吃饭。如今，本回家了。和他在一起生活很简单，母子一起度过的安静时光温柔又美好。

但安德莉亚仍会想念她以前的儿子，想念那个充满魅力的年轻人。他对世界充满好奇，每天都会在网上浏览新闻。他让她生气和逗她开心的方式都独一无二。当一个人坐在你身边的时候，你却在思念他，甚至有种哀悼的情绪，这真是一件奇怪的事。安德莉亚告诉我："我真希望能够像过去那样和他进行有趣的对话。有时我看着他，心想，以后会怎么样呢？我们能做到吗？我们以后能不能有对话和互动，而仅仅只是问一句'你想不想喝水？'"

这些问题只有在日后回顾的时候才能得到答案，也许要到一两年之后，甚至更久。再过 5 年，本的弟弟妹妹很可能都会离开家，去过自己的生活，而本那时候就快 30 岁了。那时，也许他还待在家中一楼的房间里；也许他可以走出家门，在有人监护的环境中生活；也许他甚至会有自己的公寓，白天还有工作要做。本的朋友们已经开始在脸书上发布订婚照片了，所以安德莉亚在访问本的主页更新状态时，不由得想象如果换作本订婚会是什么样的画面。她不得不承认，这种想象真的很有趣。因为本以前总是坚称他永远不会结婚或者生孩子，而如今，结婚生子已经是他再也无法做到的事情。我和安德莉亚头几次谈话时就注意到，她提到本时用的是过去时和现在时的结合。随着我对本了解的加深，我明白了原因。他既是吸毒过量以前的他，也是现在的他，更是将来那个不知会是什么模样的他。

本的心跳曾经停止。他一度死亡，然而现代医学的介入，使他的心脏重新跳动起来。医生曾把他的身体冷却到接近冻僵，然后又把他加热回来。如今，他身穿短裤、T恤和运动鞋，活生生地坐在家中厨房的餐桌旁。尽管前途未卜，但他有险死还生的惊人经历，有夏日的温暖，还有当下的时光。

午餐时间到了，本要做一个三明治。安德莉亚把食材从冰箱里拿出来。她递给本火鸡肉、熏火腿、奶酪、生菜、芥末，然后让他选择面包卷或切片面包。她举起两种面包，身为三明治狂人的本一言不发地伸手选择了面包卷。他把面包卷切开，慢慢地把火鸡肉片摆好，在上面放上一层奶酪，再挤上一点芥末。狗狗们坐在他脚边，盼望着桌子上能掉下一块肉来。厨房里一片宁静。

大约一个月后，一天下午，我到克兰西家附近的那所康复中心，观察了本的治疗过程。本刚去那家机构没多久，那里没有和他年龄相仿的患者，不过安德莉亚对自己的选择很满意。那天，看着本在健身房和理疗师一起练习平衡和协调能力，我被他在短短几周内的体能进步所震撼。如果他还是我第一次见到他时的那个样子，按那天保持平衡、转身和走路的训练方式肯定会晕头转向。我把这一点告诉了安德莉亚，她听了以后似乎很高兴。她知道本做得很好，但她每时每刻都和他在一起，所以很难感觉到他的进步。本也笑了，但他还是很安静，而且有点被动。

本还在努力恢复记忆能力。他的治疗师给他配备了一个活页夹，便于记录他每天的活动和饮食。我观察本的那天，治疗师把他带到了厨房。他似乎不像遭遇事故前那样对食物充满兴趣了，而且体重也一直在下降。那天下午，本计划练习做烤奶酪三明治。他站在火炉边，等待治疗师的指示。我看着他小心翼翼地按照指示行动，突然又想起了我从未见过的那个喜欢闹腾的本。据说，他给自己做美食的时候从来不管时间几点。本迟疑了一下，结果把三明治放进炉子烤太久了。小房间里弥漫着一股面包和奶酪烤焦的味道，倒也不难闻。治疗师指导他把烤焦发黑的面包从奶酪上刮下来，这样他还能保住半个三明治。本把三明治放在一个盘子里，坐了下来。我们都在一旁看着，他吃了好几口。

You Can
Stop
Humming
Now

每块伤疤都记叙了一个故事

　　见面时，那些伤疤引起了我的注意。刚开始我还没看到，彼时我的全部注意力都被吸引到了两个点上——面前这位和我年龄相仿的漂亮女士的热情，以及她的丈夫，一名举止和蔼、握手有力的警官。等我们坐下来聊天时，我才发现她颈部愈合的伤口。那是插管留下的伤疤，其中一个来自辅助呼吸的气管导管，另一个来自颈静脉导管。后一种导管用来导出患者血液，使其经过病床边的一台机器处理，再输回体内。

　　后来在谈话中，辛迪·斯克里布纳（Cindy Scribner）为了给我展示腹部，撩起了衬衫，我又吃惊地看到一大块伤疤。那是治疗某次内出血而留下的手术痕迹。在缝合边缘处，那片苍白的皮肤参差不齐，仿佛被反复踩躏过。她的胸部和腹部布满了其他入侵的痕迹，有的是因为肺萎陷，有的是因为另一次内出血。最后一道薄薄的伤疤在她的乳房下面。她的胸部曾像贝壳一样被切开，然后外科医生从一个比她年轻的已经去世的女人身上取下一对健康的肺，替换了她的肺。

堪比癌症的肺病 VS 最顶尖的生命支持技术

在讲述辛迪的故事时，我都不知道该从哪里开始。在某种程度上，我想讲的故事是从一台机器开始的。毕竟，我就是通过一台肺旁路机认识辛迪的。当时她就依靠那台机器维持生命，等待移植。在我看来，在所有的医疗技术当中，这项维持了辛迪生命的技术最为引人注目。甚至就连它的名称——体外膜肺氧合（ECMO）都很有未来感，就像科幻小说里的设定成了现实。

你可以看到自己血液通过大型导管流出体外，通过机器处理，从深蓝色变成富含氧气的红色，然后再输回到你的身体，且一分钟多次循环。你还活着，很清醒，但是仍然命悬一线，不能离开 ICU。而且你还要等上几天、几周，甚至几个月才能进行移植手术，或者恢复肺部功能。在此期间，还要一直小心并发症。一位外科医生告诉我："这项发明堪称医学领域的集大成之作。"

尽管 ECMO 目前还属于前沿科技，但是据说几年以后，它就会成为 ICU 的标准设备。而我想知道的是这种治疗方式的细节。例如，在使用 ECMO 时，保持清醒的人是如何打发时间的？如果就这样日复一日，患者会觉得这种状态像是生命本身一样自然，还是会觉得每天自己都活在炼狱的煎熬之中呢？如果患者一直在等待移植手术，却始终等不到呢？能不能无限期地住在 ICU 里呢？如果不能，那该怎么办？

正是这些问题指引我找到了辛迪。如果要讲她的故事，开头可以是这样：她穿着病号服，她的丈夫德里克（Derek）不停地切换着电视频道，想要掩盖自己的恐惧，从她身上插着的各种导管以及一台锵锵作响的机器上移开注意力。又或许我应该从症状刚出现的时候开始讲起。那是大约 10 年前，辛迪刚开始咳嗽。

在我想象的画面里，当时辛迪还是名年轻的护士，已经结婚，有两个孩子，还有一个即将出生。可能她忙于照顾不断壮大的家庭，因此没太注意似乎由喉咙发痒引起的干咳。一开始，这种咳嗽只是有点烦人。后来，因为到晚上她还咳个不停，睡不着觉，早上上班前也咳得特别厉害，甚至感到恶心想吐，于是她找时间去看了医生。医生给她开了一个吸入器，如果不管用的话，再考虑做一次胸透检查。不过辛迪还在怀孕，似乎不值得因此冒险①，毕竟只是咳嗽而已。她的一个朋友提出了一个不太靠谱的理论，认为她的咳嗽在某种程度上与怀孕有关，等到她生产后就会神秘消失，就像当初莫名出现一样。她也希望如此。

但是孩子出生以后，辛迪还是在咳嗽。那时咳嗽已经持续了好几个月，医生决定还是让她做一次胸透。过了大概一天，辛迪的电话响了。她抓起手机，可能还忙着照顾背上的婴儿，以及为了吸引她注意力而不停吵闹的两个小女儿。我可以想象，当她听到医生严肃的语气时，身体刹那绷紧，女儿们的高声尖叫也消失在背景中。"辛迪，放射科医生告诉我情况有点不对劲。你需要去看看肺科医生。"

在整个检查过程中，哪怕是在专家给辛迪讲解会如何进行麻醉，然后将一根末端装有摄像头的微型软管穿过她的喉咙，探入她的气管，采集她的肺部样本时，她都努力保持着镇静。检查以后医生告诉她，看起来一切正常。尽管她还在咳嗽，但她肯定也不停地告诉自己相同的话，安慰自己没事，一切都会恢复到以前的样子，一切都会好起来的。

辛迪后来再次怀孕并生下第四个女儿，而在这期间她一直在咳嗽。

---

① 胸透检查使用的 X 射线具有一定放射性，可能会对人体组织造成损伤。胎儿处于生长发育期，细胞分裂活跃，对此尤其敏感。——译者注

有时她追着女儿们跑的时候，会突然意识到自己心脏怦怦直跳，而且上气不接下气。但她还是把恐惧藏在了心底，直到一天早上她站起时，突然感觉房间里空气好像稀薄到让人无法呼吸。当时她正在工作，所以她拿起一个血氧检测仪，戴在手指上。她看着下降的血氧指标，感觉眼前的一切都不太真实。她颤抖着双手，拨通了医生的电话。医生让她从当地的医院转到波士顿做进一步检查。最后，她被确诊为特发性肺纤维化（idiopathic pulmonary fibrosis，IPF），一种发病机制尚不明确的肺部病变。

它不是癌症，但堪比癌症。德里克和辛迪坐在波士顿的医学专家办公室里，听说了这一病名，但他们难以理解其中的含义。这种病没有治愈可能，有一半的患者会在 5 年内死亡，而唯一可能延长辛迪生命的治疗方法就是肺移植。这确实令人难以置信。辛迪甚至从未听说过这种病，然而医生却告诉她，这种病可能会要了她的命。她很小的时候就失去了父母，只记得自己被亲戚们推来推去，换了一个又一个家。她会尽一切可能去保护女儿们，不让她们像自己一样在不安中度过童年。因此，当医生提到移植手术时，尽管她很害怕，觉得希望渺茫，但她还是想抓住一切机会治疗。

故事是否应该从这里，从辛迪的生活被彻底改变的这一天讲起呢？

还是应该从病房里，从辛迪被困在一台可能会拯救她生命，也可能会毁掉她生活的机器开始呢？也许故事的起始应该更晚一些，从外科医生给她移植新肺的那天开始。选择任何起点都难免过于武断，因为起点决定了故事的发展。辛迪的故事并不像我刚开始设想的，只是ECMO 技术拯救病患的故事，也不仅仅只是一位身患绝症的母亲的故事，甚至不只是肺移植后苦乐参半的生活的故事。

所以，我将以初次见面时辛迪选择的方式来讲述她的故事。

丈夫的决定——尽一切可能挽救妻子

辛迪身体上的第一个伤疤在脖子的中间、声带的下方，是气管造口术留下的。

确诊之初的震惊过后，时间并没有像辛迪想象的那样加速流逝，而是以一种缓慢的速度前进着。周复一周，月复一月，她一次又一次地拜访医生、接受检查、等待结果。德里克总是试着插科打诨来保持聊天的轻松氛围，哪怕是医生说辛迪白天需要随身携带氧气时也想办法开玩笑。而辛迪就像从前一样，也以微笑来回应，但她其实非常讨厌这种生活的转变。虽然她想保持积极的生活态度，但是当她带着便携式氧气罐，拖着四个孩子走在街上时，还是会担心人们投来好奇的目光。她不想让女儿们被医疗设备吓到，也不想在打扫房子、洗碗、和女儿玩耍等简单的事情上寻求帮助。

此外，还有让人难受的等待。首先，辛迪需要等待被列入移植名单。然后，哪怕她完成了像面试一样的多轮面诊，熬过了一个又一个艰难的检查，终于登上名单，她仍然需要等待一个不知道会不会来的手术通知。波士顿地区的移植手术等待时间是出了名地长，辛迪的血型也很难匹配。时间慢慢流逝，又过去了好几年。辛迪变得更容易气喘，不仅被氧气罐拖累，肺功能还在不断恶化。她担心会就这样死去。她并没有整天守着电话。每次电话响的时候，也并没有心跳加速。在内心深处，她对移植手术并不抱希望。

辛迪敏锐地意识到，她的健康状况只会随着时间的推移而恶化，于是她决定尽可能积极地参与家庭生活。确诊几年之后的一个母亲节，辛迪拖着疲惫的身体来到家附近的一块空地上，观看她的一个女儿参加一场腰旗橄榄球赛。虽然她的头隐隐作痛，但她还是等到比赛结束后才告诉德里克，她觉得脑子里一片模糊，只想睡觉。她解释说，咳嗽和气喘对她来说已经习以为常，这次的感觉有点不一样、有点不对劲。德里克和辛迪越来越担心，于是从他们位于马萨诸塞州和新罕布什尔州边界附近的家，开车到波士顿就医。他们已经很熟悉这一个小时的路途。当他们到急诊室的时候已经很晚了，但医护人员说还得等好几个小时才能给辛迪在综合医疗层找到床位。时间一分一秒地过去，辛迪劝德里克先回家。她说自己会没事的。

辛迪已经不太记得之后的事情，因为就在德里克离开后的某个时刻，她突然停止了呼吸。医生们迅速赶到她身边，发现不能唤醒她后立刻准备给她插管。他们给德里克打了电话。他立刻调头，一路飞驰赶回医院，还好在路上没有出事故。德里克回忆说，那一刻就是"地狱生活的开始"。

到医院后，德里克才知道辛迪血液中的二氧化碳含量一直在上升，这也是她当天早些时候头痛和感觉模糊的原因。当时在急诊室里，她血液中的二氧化碳含量达到危险水平，呼吸逐渐减慢，然后完全停止了。辛迪的人生节奏再次发生了变化，最后的一点日常生活也被侵蚀殆尽。在 ICU 里，医生花了几天时间试着让辛迪恢复自主呼吸，但是因为肺部纤维化的病情，她的肺功能受损太严重。于是医生给德里克拿来了气管造口术同意书，他几乎想都没想就写下了自己的名字。他很害怕，不过他相信医生，希望医生能尽一切可能挽救他妻子的性命。用他的话来说，医生都没必要问。

气管造口术后，辛迪慢慢地醒了过来。起初，她被困在谵妄的幻觉漩涡中，看到一些婴儿在她床上哭泣，幻想着雨水从天花板上落下，以为她的丈夫和护士有外遇。随着麻醉剂的药效逐渐消退，她发现自己身处另一种噩梦之中。她张开嘴，却无法发出声音。她的脖子上插着一根管子，连着呼吸机。慢慢地，她弄清了现状。她曾经照顾过气管插管的患者，而现在，她在失去意识的状况下，也成了其中一员。由于不能说话，而且虚弱到无法写字，辛迪感觉"心都碎了"。她甚至生德里克的气，因为是德里克的同意让她变成这样。但是她并没有告诉他。她很了解他，知道在冷静自持的警官形象之下，他其实已经六神无主。她也在强装镇定，她不想再用愤怒伤害与他相同的丈夫。何况，当时也没有其他可以接受的替代方案。所以她把自己的想法都藏在心里，开始等待。

等待听起来好像是静态的、近乎安全的。但实际上，辛迪的状态像是在钢丝上保持平衡，哪怕再小的扰动都可能意味着灭顶之灾。然而就在她等待的时候，就在德里克和孩子们准备迎接她戴着气管导管和呼吸机回家的时候，她突然发烧了，氧气需求因此急速增大。ICU 中，医生们围在辛迪的床边，动作利落，寡言少语，完全不见平常聊天时的嬉笑怒骂。德里克在病房外没有窗户的走廊里踱步了几分钟，感觉就像过了几个小时。他紧张得几乎浑身颤抖，直到一名叫菲利普·坎普（Phillip Camp）的医生出来和他说话。身材魁梧的坎普既是一名移植外科医生，也是一名美国空军中校。见惯生死的他有着一种令人安心且坚定自信的气质。他带着德里克走进一间小会议室，告诉他有一种叫 ECMO 的东西。那间会议室里有几把塑料椅子和一张桌子，桌面上还残留着其他患者家属在他们生命最糟糕的日子里勉强吃下的糕点的痕迹。

尽管呼吸机已经调到最高设置，辛迪的血氧指标还是摇摇欲坠。所以坎普医生解释说，如果德里克同意，他会在辛迪体内最大的几条静脉中插入两根导管，一根在她的颈部，另一根在她的腹股沟。辛迪的血液会通过其中一根导管流出她的身体，进入她床边的一台机器。等这台机器代替辛迪的肺部完成相应工作后，健康的血液将通过另一根导管流回到她的体内。这位医生告诉德里克，一旦他的妻子连接到这台机器上，她可能就不再需要呼吸机，可以苏醒过来，甚至可以说话了。如果一切顺利的话，外科医生们还会把她腹股沟处的导管拿走，替换成脖子上的一根二合一导管。双腿解放以后，辛迪就可以也必须下床走路了。这一点很重要，德里克以后会明白的。如果辛迪想保持较好的身体状态，以便能继续待在肺移植候选人名单上，那么下床走路就是必要的锻炼。

有时，启用 ECMO 的时机很难判断。要么似乎为时尚早，并不值得让患者冒险，要么似乎为时已晚，患者可能已经病入膏肓。由于没有明确的衡量标准，当患者因为年龄太大或患有其他疾病而处于手术风险几乎高于手术收益的边缘地带时，是否启用 ECMO 的判断尤其艰难。不过对照顾辛迪的团队来说，结论却是再清楚不过的。辛迪已经上了肺移植的名单，这意味着有一群医生已经系统地研究了她的病情，认为她的身体和精神能够承受器官移植，而移植手术是医学上最为激进的干预措施之一。此外，坎普医生很了解辛迪，他曾在出门诊时见过她。当初她需要做气管造口术时，也是他带她去的手术室。他知道她为了活下来陪孩子，愿意做任何事情，对此"非常执着"。

当坎普与患者家属讨论为患者启用 ECMO，还有随之而来的针管、导管和反反复复的支气管镜检查时，他知道他们其实并不理解他们所面临的危机。他知道他们不会记得他说了什么，所以他在谈话时很直接，但也很温柔，一切都是为之后可能遇到的状况做好铺垫。

使用 ECMO 延长生命的患者可能发生内出血或者血栓。这两种情况的结果都是非常严重的，甚至可能致命。与代替心脏功能的 VAD 或肾脏功能的透析不同，ECMO 并不是为了永久性地支持衰竭的器官而设计的。坎普医生解释说，可以把 ECMO 看作一座桥梁，而桥的作用是从此处通向彼处。这意味着 ECMO 的使用必然有一个尽头，要么通向康复，要么通向移植。所以，如果到了某个时候，病情没有朝众人期望的方向发展，预期的目标已经无法实现，那么坎普医生和他的团队可能就会决定停用 ECMO。

不过此时此刻，有一件事是很清楚的，那就是辛迪的医生需要采取行动。辛迪那间小小的重症监护区病房被改造成了临时的手术室，护士带来了无菌手术托盘和手术照明灯，房间里几乎没有足够空间容纳所有的人和设备。从外面看，里面一片混乱。直到坎普医生在辛迪的腹股沟和颈部完成第一次开口手术，紧张的氛围才终于缓和下来。随着注意力的集中，坎普感觉房间变安静了。他不知道辛迪是否能活着等到移植手术，但是他知道，如果一切顺利，ECMO 可以给辛迪提供更多时间，否则，她根本不可能等到肺移植的那一天。

最后一场手术，最后一块伤疤

几天后，辛迪醒来后又陷入一种新的恐惧之中。她不敢移动头部，担心会把脖子上的导管从 ECMO 上扯下来，然后血液就从导管倾泻而出，导致她死亡。她并不想起来活动，但是她很快就意识到，如果她不下床走路，如果她因为恐慌而瘫软在床上，她可能会被人从移植名单上除名。

哪怕只是抬一下头，辛迪都要经过一番痛苦挣扎。我实在无法想象她花了多大的力气才站起来。尽管又累又疼又害怕，辛迪还是一脚前一脚后地开始慢慢走路。护士和理疗师站在她的身前和身后，以确保她不会摔倒受伤或者弄坏维持她生命的机器。有时，她觉得无法忍受这一切，实在不想下床。这时，坎普医生就会来到她的病房，站在床脚，告诉她，她有一个选择——"要么你自己站起来，要么我逼你站起来"。这不仅仅是普通的散步，他知道其中的风险。今日复明日，如果辛迪一直不起床，最后出现并发症，身体虚弱到无法接受移植，移植团队就不得不把她从名单上划掉，那样一切就都完了。所以他对她说，要么散步，要么"被散步"。这时，辛迪会被激得自己下来走路。每天下床散步是她要维持一个渺茫的重获自由的希望所必须付出的代价。

辛迪还坚持做一些例行活动。早上感觉不错时，她会在新闻播报的背景声中涂上睫毛膏和眼影。护士会给她洗头发，而德里克的同事都把病假捐给了德里克，让他每天都能待在医院里陪护。如果辛迪感觉不错，可以喝一杯冰咖啡，德里克就会走到街对面的唐恩都乐买咖啡，顺便休息会儿。从白天到晚上，都有亲友过来探视。辛迪最小的孩子一开始吓坏了，宁愿坐在姨妈的腿上，也不愿靠近躺在病床上的母亲。下午时间，会有一个亲戚或朋友开车送大一点的孩子们过来。孩子们会在病房里做作业、看电视。有时德里克会往医用手套里吹气，把它们变成气球，让女儿们在房间里打来打去。他们点了很多外卖，可能某一晚吃冻酸奶，另一晚就吃意大利菜。当所有人都离开后，又只剩下辛迪和德里克了。他们会打开一部电影，试着沉浸其中。德里克会坐在床边的椅子上，一直等到不愿孤单一人的辛迪睡着。然后他会小心翼翼地在不吵醒妻子的情况下溜出去，睡上几个小时，或者去医院附近的酒吧喝几杯啤酒，缓解一下紧张的神经。

不知不觉，辛迪已经在 ICU 住了好几个月，那种医生和患者之间刻意保持的距离感开始消失。这期间发生了一些小事，比如有一次一位医生深夜去沃尔玛给辛迪买了一把大水枪，这样她就可以在坎普医生查房时给他一个"惊喜"。有一次，辛迪最小的孩子突然跳上她的担架。这孩子看到母亲太兴奋，都没有注意到母亲身上的管线和正在输

送的血液。一位住院医生看到这一幕，急得都哭了。还有一次，ECMO
团队的麻醉师在波士顿市中心一家豪华酒店订了一间房，给了每晚都
蜷缩在 ICU 外家属等候室沙发上的德里克一个惊喜，让他能够好好休
息一下。

　　但是，辛迪的医生们却没能给她弄到她最需要的东西——一组
肺。启用 ECMO 几周后，辛迪体内开始出血。一开始，出血的位置在
腹部。外科医生在手术室花了很长时间才止住血。然而之后，由于辛
迪还在用血液稀释剂来避免血栓问题，她的胸腔内也出现了出血。因
为血液聚集在肺部周围，她不得不一次又一次去手术室，让医生打开
胸腔、抽干血液、寻找出血点。她每次都会在镇静状态下回到楼上 ICU
内的病床上。每当她醒来时，都会发现疼痛不停袭来，血液由导管输
送，身体因为输液而出现肿胀。每一次，她都以最快的速度决然地下
床，开始走路。但是刚过几天，她体内又有别的地方开始出血。

　　辛迪和德里克没有聊起过可能等不到移植手术的话题。但随着时
间一天天过去，并发症越来越频繁，他们忍不住往那方面想。辛迪晚
上睡着以后，德里克还醒着，躺在家属等候室里。他许了不少承诺。
例如，如果辛迪等到了移植手术而且活了下来，他保证会做一个完美
的丈夫，他会永远不生气，永远有耐心。每次医生或护士在夜里进入
家属等候室时，他会觉得自己的心脏好像停止了跳动，他会一动不动
地等在那里，害怕他们是来告诉他，他妻子发生了不幸的事。只有当
脚步声从他睡觉的沙发转向别人时，他才能重新开始呼吸。

　　辛迪会问每一个出现在她病房的人，是否认为她能活下来。她不
想谈论内心的恐惧，也不想聊起她可能等不到肺的话题。她只是想有
人告诉她，她会没事的。所以听到她请求的人，不论是医生、护士，
还是家人，都会给她想要的回应："辛迪，你会成功的。"她则点点头，

试着让自己相信这些话。在那一刻,她会感觉很安全。但是,当她独自一人胡思乱想的时候,恐惧又会再次缠上她。她害怕她等的肺永远来不了,怕自己再也不能在病房之外的地方与孩子们相聚。

德里克看得出来,尽管辛迪一直坚持走路、化妆、见孩子,但她身体越来越虚弱。他知道她一直在出血,而且每次去完手术室,她身上都会带着更多的导管回来。尽管德里克从未向辛迪承认自己害怕,但他其实已经开始担心他们快到离别的终点了。他不由自主地开始想到自己可能会失去妻子。他想,那样他就会卖掉他们一起买的房子,带着孩子们搬到离他工作地点更近的城镇,这样他就白天也能看到她们了。然而,如果沿着这条思路继续想下去,他就会感觉胸口被压住,无法呼吸,好像要心脏病发作一样。

就连一向乐观的胸外科医生坎普也开始怀疑辛迪是不是已经走到了桥的尽头,他们是不是该改变几周前就设定好的路线。他是可以再去几趟手术室,在辛迪身上找到需要修补的地方并施治,然后祈求好运,直到她再次出血。但他越来越不确定这样对辛迪来说是不是最好的选择。"当你看到自己给她带来的痛苦时,当你陷入一种可怕的两难境地时,你会怀疑自己是不是从救人变成了害人。"坎普医生告诉我说,"我开始担心我们已经走到了那条边界线上。"

改变治疗方向意味着承认辛迪很有可能无法获得肺移植,意味着当辛迪下次出血时,就不再送她去手术室,而是尽力缓解她的疼痛和恐惧,也意味着 ECMO 终将停用。

我曾经从一位没有呼吸管就会死去的患者身上取下管子,然后站在病房外,低头等待患者的呼吸缓缓停止,等待监护仪上的心率变成一条直线。但这种情况一般都是患者已经失去意识,不知道死亡临近,而且无论有没有呼吸管,死亡都已无法避免。对于使用 ECMO 的患者,情况则完全不同。停用 ECMO 意味着把一个用来延长生命但已经不起作用的机器，从一个清醒的、能够与外界互动的患者身上拿走，而且是在明知道没有这台机器，患者就会死去的前提下。

坎普医生的团队已经在医院照顾辛迪两个多月了。他们每天都能看到辛迪一家，他们与她变得越来越亲密——也许太过亲密。坎普医生反思道："如果离得太远，有时你就无法明白为什么要为患者多做一点。但如果离得太近，你就可能看不出为什么应该停止治疗。"

万圣节前一天，日出之前，坎普医生在家里接到呼叫——辛迪又出血了。他急忙赶回医院给她做检查并制定方案。在辛迪已经生活了 70 多天的 ICU 里，他和同事们考虑了现有的选择。他可以带她去手术室，打开她的胸腔，给她止血。但是他知道辛迪还会再次出血。或者他可以向辛迪和德里克解释，他们已经到达了极限，是时候停下来了。那天早上，坎普犹豫了一下，还是订了一间手术室。他打电话给德里克，让他知道自己会带着辛迪去手术室给她止血。坎普想，这可能是最后一次手术止血了。

在坎普约好手术室后不久，他的传呼机又响了——肺来了。他以前也遇到过这种情况，当时他的患者大势已去，他正准备停止治疗，结果最后一刻出现了转机。他登录电脑，开始研究现有信息，确认移植用的双肺情况良好。他给他的团队打了电话，然后下一个电话打到了德里克的手机上。德里克当时正在去医院的路上，他认出了来电号码，很快就接了电话。

坎普说："我有一些消息要告诉你"。

"什么消息？"此刻的德里克焦虑不安，"辛迪怎么样了？"

"我们要送她进手术室，但不是为了止血。"

"这对她有帮助吗？"德里克问道。

"我觉得应该有，"外科医生说，"我们要给她换肺。"

德里克失去了冷静。他那会儿正在开车，所以坎普让他靠边停下。在路边，他慢慢镇定下来。那天早上第一次联系时，从这位外科医生提起手术计划的声音中，他听出了一些异样。医生的声音很轻柔，却没有以往那种乐观。而现在，辛迪终于等到肺了。德里克开车到他姑姑家，告诉了她这个消息，然后又给坎普打了电话。他想确定这是真的。他问："确定能成吗？"坎普回答道："如果我不确定移植用的肺合适，我就不会打电话给你了。"

当医生告诉辛迪，她的止血手术被推迟了，而且晚上她将接受移植手术的时候，她都不知道该做何反应。她知道自己应该欣喜若狂才对，但她那时感觉又累又痛，只想有人告诉她，她会没事的。医生让她放宽心，然后问了一个她意想不到的问题："你想喝点什么吗？"辛迪从不喜欢喝酒，但她这时确实想喝上一杯玛格丽塔鸡尾酒。

因为手术团队要在手术室里通宵工作，所以在手术开始前，坎普医生和团队的麻醉师大卫·西尔弗（David Silver）一起去了医院对面的餐厅吃饭。医生们知道移植手术的风险很高，而且辛迪之前反复出血、多次手术，所以这次她有可能会活不下来。然而，庆祝能做移植的机会不应该错过，他们决定帮辛迪提前欢庆一下。那家餐厅有很棒的大杯玛格丽塔，喝了感觉就像在海滩上一样。他们本打算给辛迪外带这个酒饮，结果餐厅不让。他们只好点一杯无酒精玛格丽塔，然后去一家卖酒的商店给辛迪买了几个小瓶装的龙舌兰酒，把这些做鸡尾酒的原料装在一个棕色纸袋里送到了她的病房。就在那间病房里，趁着移植手术还没开始，他们打开一个酒瓶，把顺滑的琥珀色酒液倒进无酒精玛格丽塔里。在麻醉师的祝福下，辛迪喝了一口鸡尾酒。德里克拿出手机拍下了这一刻——他的妻子躺在医院病床上，脖子上还插着导管，手里拿着一个棕色纸袋和一个塑料杯，笑容掩饰不住忐忑。

到了带辛迪去手术室的时间，西尔弗医生向德里克保证，会随时告诉他最新情况。辛迪在医生给她做麻醉前跟他们开了个玩笑，问他们能不能在手术期间给她做个快速隆胸。那时天已经黑了。德里克躺在家属等候室里那张曾经承载着他度过无数个夜晚的沙发上，每小时都会惊醒一次，担心自己是不是错过了一个电话。在手术室里，外科医生在辛迪的胸部下方开了一个水平切口，清除了阻塞视线的血液。

万圣节那天的清晨，德里克被一个电话叫醒。第一个肺已经完成植入，外科医生正开始植入第二个肺。这次手术留下的将会是最后的伤疤。

接受不完美，面对不可知

在住院期间，辛迪输了 75 000 多毫升的血，这比她体内血液总量的 16 倍还多。如果没有这些血，没有 ECMO，没有最后一刻到来的移植用的肺，她早就死了。对于有些外科医生，如果早知道辛迪要等这么久，考虑可能出现的并发症和转危为安的渺茫希望，他们可能都不会启用 ECMO。但是，没有人能在一开始就知道未来如何。所以辛迪的医生还是启用了 ECMO，于是辛迪最后换了新肺，没有死去。

在我认识辛迪之前，她的医生曾对我说，她的情况属于可以用来宣传 ECMO 的典型案例。然而，这句描述远比一般人所能想象的要复杂。它意味着：辛迪曾经濒临死亡，不过得益于先进的医疗干预手段，她活了下来。她不仅活了下来，还活得很好，而且现在仍然很好。她会走路，会说话，会思考。她的治疗结果无疑是成功的。她现在能去看女儿们的啦啦队比赛和体育比赛，还能帮助她们完成家庭作业。她和德里克可以整日聊天，甚至不用聊到疾病。哪怕是生活中最平凡的细节，也是对尖端医学技术效果的有力证明，比如，德里克可以重新开始全职工作，辛迪可以在晚上刷牙，换上睡衣，每天在家里的床上醒来，等等。辛迪的医疗故事非常曲折动人，是制作电视电影的绝佳素材，而她本人也会是参与医院筹款活动的最好嘉宾。但是成为一位完美的患者就像成为名人一样，是一种工作，一种可能带来负担的工作。

我很清楚这一点，所以一开始也犹豫要不要去见辛迪。在所有与 ECMO 相关的故事中，选择讲述她的故事，可能会让人们忽略这台机器的黑暗面——它也可能会毁灭患者、延缓无法避免的死亡、摧毁患者的家庭。我有点担心辛迪可能只是太幸运，担心她的故事太过完美，因此没有代表性。不过我们第一次谈话时，她就给我看了她的伤疤。我突然意识到，尽管她在丈夫的陪伴下走进来时面带微笑，而且精心打扮过，但是她挣扎求生的过程并不像看上去的那么顺利。

即使已经完成肺移植，面对无法预测的未来，辛迪仍然屏息以待。事实上，就在我和辛迪第一次见面后不久，我听说她又回到了医院。这是移植手术后她第一次住院。她又住到了之前她从 ICU 转出后曾经住了好几周的楼层里。她认识那里所有的护士，也很高兴能再次见到她们，但同时她心里也忐忑不安。她在等待肺移植时一直使用麻醉剂和抗焦虑药物，这层楼也是她从药物影响中解脱出来的地方。她在这里经历过痛苦，当她离开的时候，她以为自己的人生已经永久性地翻篇了。没想到现在她又回来，再一次连上了辅助供氧系统。鼻子里的塑料尖头甚至让她有种奇怪的亲切感。

德里克每晚都靠在病床边的躺椅上，慢慢养成了看监护仪器上妻子血氧含量高低的习惯。他没有睡，这次住院让他们回想起等待移植的那段时间，回想起那每时每刻的恐惧和焦虑。辛迪的孩子们吓坏了，好像以为她们的母亲再也回不来了。虽然辛迪安慰孩子们说没事，但她自己心里也很害怕。她做了支气管镜检查，这次是为了寻找感染源或身体开始排斥移植器官的迹象。她试着告诉自己，她很注意保护新肺，没有一次错过吃药时间，肯定没有感染，一切都会好起来的。但在经历过那么多之后，她知道有些事情并不在她的掌控之下。

辛迪只在那次住院期间向我提起了对排斥反应的恐惧，以及移植后的稳定状态无法永远维持的现实。无论她多么努力，未来某一天，她的孩子们还是有可能会因病失去母亲。她一直都明白这点，但移植手术后的第一次入院让隐忧变成了真实的危机。尽管最后医生没有发现排斥的迹象，辛迪身体也好转，又一次摆脱供氧管，出院回家，但她发现自己很难恢复到之前的状态。我想她是不是已经意识到，这就是她以后的新常态了——平日相对正常的生活会被一段又一段的住院治疗打断，而每一次咳嗽都会提醒她，可能发生了排斥反应。

"也许我已经陷入了一种循环。"出院几周后的一个周六，辛迪在家中舒适的客厅里对我说。她的家人在这里像常一样举行周末聚会。自从移植手术以来，神经病变一直让她饱受痛苦。由于最近她改变了一些用药，疼痛在那一天达到了顶峰。她感觉双脚麻木、刺痛，而且腿上不管碰到哪里，都会阵阵灼痛，导致她晚上睡觉时甚至不能靠近丈夫。辛迪最小的女儿刚满 5 岁，正挂在她母亲的胳膊上。尽管楼上的电视正播放着她喜欢的动画片，她还是在犹豫要不要离开大人们的圈子。辛迪温柔地抚摸着女儿的头发，不让孩子靠在她的腿上。她的女儿已经学会小心对待"妈妈的坏腿"，不过偶尔还是会忘记。

如果辛迪能回归职场，也许她会感觉好一些。她一直很享受工作时光，也渴望自己挣钱的独立感。但她以前的工作是老年病科护士，负责在一家疗养院照顾患者。这可能是最不适合刚接受肺移植手术患者的工作之一了。她年龄稍大的一个女儿半开玩笑地说，也许她可以去学校当护士。辛迪简单考虑了一下这个主意，但她觉得与生病的孩子接触并不比照顾年迈的患者好多少。如果她的移植手术团队觉得可行，也许她可以在医生的办公室里做文书工作。这虽然不算特别好的工作，但至少比没有强。她会记得打电话问问她的医生。

在辛迪家的客厅里，电视下方的壁炉架上放着一个相框。照片中，她站在 ICU 里，旁边是给她做移植手术的坎普医生。她那时身体特别虚弱，需要医生用手臂支撑才能站立。照片中的那间病房，辛迪回去过几次。她去看了照顾过她的医生和护士，还和像她以前那样连接着 ECMO、等待手术的患者交谈过，向他们证明情况是有可能好转的。她给他们带了填字游戏和数独游戏，只是为了让他们的脑子没空瞎想，还试着逗他们笑。回到那里对辛迪来说很难受，但她觉得这么做很重要，所以她还是去了。

我的目光在照片上的女人和我面前的女人之间来回——辛迪看起来完全变了一个人。我跟她说了这一点，本意是想恭维她。她却笑了一下，然后摇了摇头。她告诉我说，她现在的外表让她感觉不舒服，她再也无法忍受了。尽管她尽量不去想那些她所说的"小事情"，但她看到自己的身体时还是很难过。最近，她去见了一名整形外科医生，问他能不能想想办法，处理她腹部出血时留下的伤疤——那是她身上最显眼的一块疤。但是医生说，做了这么多次手术之后，再在这个部位动刀有风险。

　　辛迪现在面临的风险已经够大了。于是，她只好把这个想法先放一放。她选择了等待。也许伤疤会随着时间的推移而淡化；也许她会慢慢习惯，直到伤疤逐渐成为她生命的一部分。

You Can
Stop
Humming
Now

传递生命的接力棒

埃迪·比特丽斯（Eddie Beatrice）行动迅速，干脆利落。他抓住我的手，用力地握了一下。我们坐下以后，他从口袋里掏出智能手机，放在桌子上，这样他就可以随时看到时间了。他约了在街对面坐诊的医生，不想迟到。趁着他快速喝一小口咖啡的时间，我观察了他一会儿。埃迪一脸和善，有一种推销员式的亲切随和感。他放下杯子时，我不禁想自己是否愿意给这个人一个肾。

我知道这话有点奇怪，但如果你知道前因后果，就会明白这并非一个莫名其妙的想法。当埃迪面临着需要常年透析，并等待自己在移植名单上的顺位缓慢攀升的可怕前景时，他决定自己动手争取一个肾源。凭借一次谷歌搜索、几封措辞得体的电子邮件，以及很好的运气，埃迪遇到了一个远在千里之外，却愿意捐献一个肾脏给他的陌生人。我也是在网上认识的埃迪，不过我跟他见面并不是为了要捐肾给他。我想知道他是怎么做到的，想知道他如何看待医生为他展示的未来——一种与瘘管①、疲乏和等待相伴的并不怎么理想的未来，又是如何找到另一条前行之路的。

在医学院的时候，我和同学有幸做过器官移植手术的志愿者，每人都在腰带上挂了两天专用传呼机。如果在我们附近的地区有器官捐献者死亡，那么传呼机就会发出尖锐的哔哔声。当传呼机响起时，那个带着传呼机的幸运医学生就可以和外科医生一起去取出捐献器官，带回纽约市。

轮到我时，我把传呼机小心翼翼地夹在了裤腰上。我知道自己在内心深处的某个地方，期待着某个人死去，但这并没有影响我兴奋的心情。让我失望的是，在接下来的48小时里，传呼机一直保持沉默。几个月之后，我才终于看到一场移植手术。

那是一个冬日的清晨，在手术室外面，我把卷曲的头发塞进手术帽，戴上口罩和护目镜，以一种迥异于平常的认真态度仔细搓洗双手。洗完手以后，我跟随外科医生进入手术室，看着巡回护士给他们穿上无菌手术服和手套，整套动作有一种精心设计过的美感。患者躺在手术台上，呼吸管已就位，患者头部后方的静脉输液杆上挂着的乳白色药物已使他处于镇静状态。我看着外科医生在患者的下腹部切开一个长长的切口。我还没有体会过用刀切开血肉的感觉，于是不自觉地用自己的手去模仿他们的动作，心里琢磨着他们用了几分力。然后我看着他们把组成腹壁的肌肉分开，仔细地向下剖，露出血管和膀胱。尽管我有一个小小的金属台子踮脚，但还是不得不伸长脖子，从外科医生的头上观察手术情况。

---

① 因疾病或手术形成的连接身体内外的管道，一端在患者体表皮肤，另一端连接患者体内脏器或腔道。——译者注

正当我凝视腹腔深处时，捐献的肾脏从我身后某处被送了过来。我不知道这个肾脏是从哪里来的。当我的视线再次被挡住时，我的思绪开始漫游发散。我在想，躺在面前手术台上的人到底是因为什么疾病才落到眼前这个境地，缝到他体内的肾脏到底是来自朋友、家人，还是几个小时前突然逝世的陌生人。

"这个步骤一定要让医学生看看。"我听到一个外科医生说道，然后我面前穿着手术衣、戴着手套的人群就分开了。我从白日梦中挣脱出来，开始观察最后一步手术。外科医生把捐献者的输尿管连接到患者的膀胱，输尿管是将尿液输送到膀胱的管道。我一边看一边说："太酷了。"这是作为一名医学生下意识的赞叹之语。不过这一次，我关注更多的是一个器官就在我眼前从一个身体转移到另一个身体的壮举，而不只是手术技术的细节。我是真的深感震撼。

在那之后不久，同样是一个还没天亮的清晨，我观摩了一次器官摘取手术。手术室里，一个男人躺在担架上，已经脑死亡。手术室的准备人员在他的胸部和腹部上放置了无菌的手术洞巾，然后手术团队集合。团队成员来自不同的医院，他们到这里是为了把这个人的器官带回给在各自医院里等待的患者。我看着外科医生从这名男子胸部一路切到腹部，剖开他的身体，一一识别并夹住循环血液、维持生命的血管，然后迅速取出他的器官放在冰上。我看到了他的心、肺、肝和肾——我惊呆了。

手术室里很冷。手术团队缝好切口离开以后，死者的体内已经空无一物。我在那徘徊了一会儿，身边只有被掏空的尸体和几位器官捐献协调员。他们此刻正在商量是去街那头的意大利餐馆，早点把午饭吃了，还是去停在医院外面的流动餐车上买点吃的。他们最后商量好去意大利餐厅吃金枪鱼芝士三明治，然后就走了，只剩下我待在空荡荡的房间里。我傻站在那里，浑身战抖。

过了一会儿，我回过神来，意识到摄住我心神的并不是手术本身。手术确实很震撼，我也一直都很喜欢手术的仪式感和演出范，比如外科医生旋身合上手术服的动作，还有主刀医生踩着牛仔靴大步踏进手术室，然后选择手术音乐的风范（那天手术放的是经典摇滚）。但是那天在手术室里，真正让我心神失守的不是手术本身，而是过去和未来的重量。我想要理解，当一个器官从一个人传递到另一个人，将完全陌生的人的生命交织在一起时，到底发生了什么。我想要理顺不同的肾脏、肝脏和血型之间的奇怪关系，我还想厘清这处疾病、需求和无法解释的利他主义共存的混乱之地。手术是纯净的，但是在那冰冷、空寂的手术室里，以及在之后的岁月里真正让我着迷的，并不是手术本身。

两个陌生人的心愿——赠予 / 争取一个肾脏

2011 年，我从医学院毕业并开始住院医生培训。那年哥伦布日之前的周五，埃迪·比特丽斯住进了当地的医院。当时他 40 多岁，婚姻幸福，一双儿女 10 多岁，一家住在波士顿郊外。总的来说，他的生活一帆风顺。他最近决定要干一番事业，成立一家电子商务销售和营销公司。业余时间，他还采用了一套新兵训练法来锻炼身体，在同龄人中显得"相当苗条"。但是他发现肩膀越来越疼，于是去看医生，这才得知自己需要做肩袖撕裂手术。这是他几十年来和朋友们一起打垒球和曲棍球所付出的代价。手术后会有一段时间不方便行动，伤筋动骨一般都是如此。不过埃迪的计划似乎简单可行——秋天动手术，冬天休息恢复，到春天的垒球赛季时就能准备上场了。

　　一切似乎都很顺利，他按计划回家了。整个周末，埃迪的肩膀都有一种强烈的火辣辣的疼痛感。这比他预想的要严重得多，但他决心硬扛到底。到了周一，埃迪开始反胃、干呕，胃都吐空了。他怀疑自己并不是在对抗简单的术后疼痛，不过他还是让妻子不要担心，希望能自行好转。结果第二天早上，他发现自己虚弱到连站都站不起来。他的妻子是一名核磁共振技师，那会儿已经去上班了。他的女儿准备去学校的时候，朝楼上喊道："爸爸，我要去上学了，您还好吧？"不好，他在心里说。他一点也不好，但为了不让女儿担心，他愿意做任何事。所以他让女儿去上学，在路上给妈妈打个电话就行。当埃迪的妻子赶回来时，她发现丈夫脸色苍白，满身是汗，还在发抖。她把他扶进车里，直接送到了当地一家诊所的急救区。埃迪在那里昏了过去。

　　细菌像洪水一样席卷了埃迪的血液。他的血管扩张，血压骤降。医生加大了对心脏直接起作用的药物的剂量，将他的血压提高到向大脑和其他器官输送血液所需的水平。医生认为前一天的恶心和呕吐可能是查清病因的线索，于是赶紧送埃迪去做紧急手术，打开了他的腹腔。结果医生在他体内没有找到任何感染源，于是又缝合了他的身体，并把失去知觉的他送回了楼上的 ICU。

　　日子一天天过去，埃迪的情况并没有改善。一位牧师过来主持了临终仪式，孩子们坐在埃迪的床边，准备跟父亲道别。埃迪的妻子和妻姐急于做点什么来帮忙，于是决定把埃迪从他们家附近的郊区医院转到波士顿，送他去"世界上最好的医院"①。

　　然而到了波士顿，医生也不知道埃迪的身体最初怎么被感染的。不过他的血压慢慢地稳定了下来，可以不用呼吸管辅助呼吸了。埃迪

---

① 波士顿地区拥有全美领先的医疗产业集群，包括综合医院、专科医院、医药企业、医学高校等。——译者注

活了下来。随着意识蒙眬和谵妄情况的消失，他这才知道每隔一天就会有人把他的担架从病房推到电梯，送去另一层。在那里，他会加入一群患者，连上透析机，一连就是好几个小时。他不明白到底发生了什么，也不知道为什么会这样，直到他的医生告诉他，他的肾脏不起作用了。起初，他以为这只是一时的。他决定不问太多问题，让医生做该做的事。

埃迪的医生希望他的肾脏只是被严重的感染和休克"击晕"了。熬过一段时间，肾脏功能可能就会得到恢复。毕竟，肾脏是比较敏感的器官，但凡遇到身体生病、血压过低的情况，它往往第一个出现损伤迹象。当埃迪恢复排尿时，他的医生似乎很兴奋。"这是个好兆头，埃迪，确实是个好兆头。"他们告诉他。

埃迪把乐观的消息转告给妻子和孩子们，希望他们不要担心。然而排尿带来的却是虚假的好兆头，埃迪的肾脏仍然受损严重，无法完成从血液中过滤废物的工作。到了 12 月底，埃迪的医生改变了说法。他们告诉埃迪，他的肾脏根本无法恢复。他不愿相信他们的说法，所以有一段时间，他都是通过临时的导管进行透析，而不愿接受外科手术，把他手臂上的动脉和静脉连接起来，做成一个内瘘。通过这个内瘘，他可以接受长期的透析。尽管埃迪天性善良，充满希望，坚信一切都会好起来，但他的肾功能还是没有恢复。慢慢地，现实越来越明显——恢复是不可能的了。

那年冬天，在肩部手术三个月后，埃迪终于回家了，他已经瘦了超过 18 千克。春季的垒球赛和尝试创立的新公司这时只能抛诸脑后。他病得太严重，每天除等待下一次门诊透析治疗以外，什么也做不了。他的朋友们排了班，当他的妻子得去工作时，朋友们就轮流开车送埃迪去做透析，然后接他回家。在透析中心，他仿佛进入了另一个世界，一个充满无聊又穿插着恐惧的世界。你可能以为做透析就是坐着不动，等着一切结束。这的确是其中的一部分，但有时埃迪会因为血液离开身体、流过透析机而血压下降，变得非常虚弱、头晕目眩，最后只能被救护车送去急救。有时，他的体温还会不正常，身体颤抖得很厉害，就像癫痫发作一样。不过，大多数日子里，透析过程都很平静。那里还有电视，他可以放松自己的头脑，甚至睡上一觉。

埃迪是个友好坦诚的人。我想他即使在生病时也是这样，所以他在透析的那段时间还认识了一些病友。他们大多比他年纪大，而且病了很长时间。埃迪意识到透析已经成为他们的"工作"，而且他们似乎也逆来顺受，认为这只是他们想活下去就必须做的事情而已。有时，当熟悉的面孔不再出现时，埃迪就会知道这位患者死了。某个人可能上一个疗程还在，下一个疗程就走了，现实就是如此残酷。埃迪不知道他的结局是否也会如此。他想象着自己死去时，和他一起透析的人可能会有那么一刻想知道他去哪儿了，然后另一个人就会填补他的空位，他存在的痕迹就会一点一点地化为乌有。

但是，埃迪才 50 岁。当他的身体恢复到可以承受另一次手术的压力时，他的医生把他列入全美肾脏移植等候名单，他的名字就此被加入有 8 万多名同行者的行列。其中有些人比埃迪年轻，有些人比埃迪年长，有些人的故事更悲惨，有些人的情况则稍好，但他们都在等待同样的东西——一位逝者的肾脏。在美国的不同地区，肾脏移植的等待时间是不同的。埃迪的医生告诉他，在他登记的波士顿地区，可能要等待 5 年甚至更长时间。他看到未来在面前展开：每周 3 次、每次 4 个小时的连续透析，日复一日，年复一年。考虑到所有潜在的并发症，还有开始透析之后，患者的普遍预期寿命只有 5 ～ 8 年，埃迪甚至不确定自己能不能活着等到移植机会。

埃迪一直认为积极的心态很重要，从住院起，他就决心要表现得坚强刚毅，像个士兵一样奋战到底。他想向他的孩子们表明，他在面对逆境时绝不放弃。他想以此激励他们成长，但想到要在名单上等待很长时间，并且知道自己可能会在等待中死去，他还是会动摇。然而，只有当他独自一人，妻子和孩子不在身边时，他才允许自己崩溃哭泣。

埃迪的医生鼓励他去问问朋友和家人，看是否有人愿意捐肾给他。这样对他来说是最好的：首先，活体捐献者的肾脏通常比死后捐献者的肾脏功能更好。其次，如果埃迪能找到愿意给他捐肾的人，他就不用在全美等候名单上排队，等顺位上升了。再说了，这事如果能成，那也只有埃迪能做到。他一生都从事销售工作，随和的性格与个人魅力使他在这一行取得了成功。但是埃迪对于让别人为自己做一个不必要的摘除器官的手术完全没有概念，而且也感到无所适从，所以他没有去问。相反，他选择了等待。他按时去做透析，在病房玩纸牌或者打个盹儿，做完回家。然而，通知移植的电话却迟迟不来。

从几周到几个月，时间就这样过去。埃迪想，也许这就是自己今后的生活方式了。他可以期盼电话的到来，并祈祷自己在等待的过程中不会病得太厉害。他可以接受现实，就像在透析中心看到的那些人一样。也许他甚至可以设法让生活变得美好。他还想，也许他可以回去工作、帮助养家，尽管他的情况会限制他的工作选择。然而在2013年的元旦那天，埃迪醒来后，发现自己不知怎的就改变了想法——一切都变了。那天早上，他感觉很好，比之前好多了。他感觉充满了自信，于是他坐在客厅的电脑前，下了一个决心。"今年我要给自己找一个肾。"他想道。

埃迪不知道该怎么做，所以他做了任何一个精通电脑且满腔斗志的人都会做的事情——他打开了谷歌搜索。他输入了一些搜索关键词，开始阅读关于肾脏移植和捐献的文章。他还通过链接找到了一个名为"活体肾脏捐献者网络"（Living Kidney Donor Network）的非营利组织的脸书页面。在这个网页上，他看到了一条令人惊讶的消息。

时间回到几小时之前，一位远在加州的女士正坐在家里的沙发上，看着电视里正在直播的一年一度的玫瑰花车大游行[①]。凯莉·赖特（Kelly Wright）看着写着"捐献生命"的花车从屏幕上过去，花车里坐满了死后捐献器官者的家属，他们集结在此纪念捐献者。凯莉看到围观的人们在挥手，当镜头扫过仰慕善举的人群时，她不禁想到她干吗要等到死后再把身体的一部分送给别人呢。

凯莉 44 岁，有两个小孩儿。其实好几年前，她就有了捐肾的想法。当时，一个朋友的孩子因为先天性异常而患上了肾衰竭。她本来准备把自己的一个肾给他，但那孩子最终通过全美死后器官捐献者等待名单得到了一个肾。凯莉被"赦免"了，但她的感受有点更像失望，而不是解脱。捐献器官的想法还是常驻心头，让她跃跃欲试。那天早上，花车的一幕再次激发了她的愿望。这一次，在新年决心的推动下，她决定实现这个愿望。她打开了电脑，登录了脸书，找到了活体肾脏捐献者网络的页面，在网络上发布了一条信息。

凯莉写道："有点害怕，但对拯救生命充满希望！"

这就是她想要的——网络另一端的某个人将会取走她的一个肾。远在千里之外，埃迪在波士顿郊区家中的客厅里，看到了凯莉的留言。他刚刚上网搜索了一个半小时，有点迟疑。他又看了一遍。"人们一般是怎么联系的呢？"他心里有点疑惑，"我刚开始接触，不知道该不该

---

① 美国加利福尼亚州帕萨迪纳市每年元旦举行的新年庆祝活动，始于 1890 年。——译者注

回应，有什么规则吗？"

抛开规则不谈，埃迪认为如果他不回复，别人可能就会回复。他没有想到一个完全陌生的人可能会自愿为他捐出一个肾脏。这确实令人惊讶，也让他犹豫了一下，但他越想越觉得这个想法很是吸引人。即便他最终找到了一个有能力也愿意捐献器官的朋友或亲戚，那个人也完全是为了他才做了非必要的手术，并承担下全部风险。这会成为他的心理负担。而这位女士已经准备好要捐出一个肾了。他想不出为什么，但这并不重要，不是吗？她已经决定要把肾捐给别人，而如果一切顺利，埃迪就会是得到捐献的人。他急忙开始写回复，十分担心撰写回复的这几分钟内，他就会失去机会。他还不确定具体规则，因而小心翼翼地把控着分寸，让内容既足以激起发布者的兴趣，又不会太多，以免让她不知所措。埃迪写道：

> 您是一位非常勇敢、乐于奉献的人。我是一个 51 岁的男性，来自马萨诸塞州北雷丁地区。我和朱莉已经结婚 22 年，有两个上大学的孩子……我患有终末期肾病，需要每周透析 3 天（共 12 小时）。我的血型是 A+ 型。我很希望成为您肾脏的接受者候选人。如果我能成为候选人，请联系我，我们可以找个时间谈谈。
>
> 致礼，埃迪。

发完消息后，他试着压抑自己越来越激动的情绪。"我告诉自己，'行了吧，成功的概率能有多大呢？'"所以他继续在网上搜索。他为自己新建了一个脸书页面和一个网站，详细记录了他的肩部手术、严重的感染以及由此导致的肾衰竭。他把这个网站和脸书页面命名为"埃迪的肾脏竞选活动"（Eddie's Kidney Kampaign），还特意把"Campaign"

（竞选活动）的首字母换成"Kidney"（肾脏）的首字母 K①。他写了一份简短的个人小传，还附了几张自己和家人的照片。他给人的印象是一个讨人喜欢的普通人。

然后埃迪的收件箱里突然出现了一条信息。那是来自加利福尼亚州一个陌生人的回复。

"嗨，埃迪……我觉得我应该属于通用型供体……如果可以的话，我一定会帮助你！"

善意是最大的救赎

在远离移植门诊和医生办公室的地方，越来越多的人正在通过网站和留言板寻找器官捐献者。虽然世上存在买卖器官的地下组织，但这可不是。不论是在社交媒体上表现出恻隐之心，还是希望自己成为陌生人慷慨善举的受益者，都不违法，尽管其中可能有一些道德上的灰色地带。有的外科医生难以接受这种结成捐献者和接受者关系的方式，确实会拒绝给在社交媒体上找到彼此的供受体做手术。尽管如此，我还是常在本地的咖啡店和医院的自助餐厅看到相关海报。举一个最近我在给咖啡加糖时偶然发现的例子，那是一张几代人的全家福照片，上面写着："一位慈爱的父亲兼祖父需要一个肾脏，请致电联系。"

你在家里随便哪天打开脸书都能看到类似的消息，甚至还能滚动浏览求助者的儿女、伴侣、亲戚和未婚夫（妻）等人的相关信息，资料翔实得就好像某种奇怪的相亲网站一样。他们会用充满爱意的全家福，还

---

① 此处，首字母从 C 换成 K 不影响读音，还会显得比较特别，类似于中文广告中常见的谐音成语，如"咳（刻）不容缓"。——译者注

有狗狗和婴儿的照片来充实自己的资料，字里行间既充满希望，又满怀恳求。我看着这些内容，心想："如果我要选一个捐献对象，我会选谁呢？为什么呢？"有些人的页面比其他人的更吸引我。我倾向于关注内容量恰到好处，不多也不少的页面。为找到特定信息而浏览网站时，我更喜欢看照片和精心组织的语言。而在浏览这些求助网页时，我发现自己会下意识地关注最让我感到同情的故事。故事主角也许是一个患病的母亲，儿子才8岁，丈夫却在她患病时抛妻弃子。也许是一个"普普通通、年纪轻轻"的女生，本来打算去上法学院，结果却过上了常年透析的生活。也可能是一个和我父亲年龄相仿、面带温暖微笑、"因慷慨和奉献而闻名于当地社区"的人，或者是一个福音唱诗班经理，又或者是一个养育了5个孩子、毕生致力于帮助退伍军人的父亲。求助的人之多，一时半会儿根本看不完。此时此刻，我坐在埃迪对面，一边喝着咖啡，一边回想起刚见面时我脑海里冒出的那个问题——"我会愿意把我的肾捐给他吗？"我努力想象自己在挑选潜在的受捐人并上网发布相关消息的画面，但我发现我实在做不到。

然而，凯莉是迥异于我的人，她毫不犹豫地做了。埃迪的故事并不是所有求助人中最令人心碎的，但凯莉也并非想要找到那样的人。她的动机无比简单——埃迪需要一个肾，她想给他一个，仅此而已。出于某种言语无法解释的原因，她觉得把肾脏捐给这个陌生人是对的，还认为他们注定相遇。凯莉相信命运，她相信这就是上天的安排。

凯莉是一旦下定决心就不会改变主意的人。即便是她的父亲和她在丹尼餐厅坐下长谈，告诉她不能做手术，她也没有动摇。但埃迪还不了解她，所以他很谨慎。他决定专注于建设"埃迪的肾脏竞选活动"网站。他从女儿的高中毕业纪念照中挑选了一张作为封面图。照片中他和妻子、女儿、儿子站在一起，穿着一件白色衬衫和格子夹克，看上去很骄傲。没有人通过网站联系，主动提出捐肾，但埃迪还是坚持不懈。他已经经历太多磨难，不敢把全部的信心都放在一个陌生人身上，毕竟对方甚至可能没办法跟他配型成功。此外，他知道即便对方最终获得了能够进行捐献的医学许可，直到她接受麻醉，外科医生在她身上划下第一刀为止，她随时都有可能会临阵退缩，放弃捐献。就算如此，他也不会责怪她。

埃迪从未遇到过像凯莉这样的人。他问她为什么要把肾捐给他，她非常诚实地告诉他，那天坐在沙发上看玫瑰花车大游行时是如何做出这个决定的。这就是事实，她实话实说也是不想让他担心，但这个回答却让他更加担心了。凯莉这么快就下了决心，谁能肯定她不会也这么快就改主意呢！埃迪做好了失望的准备，而他的一个堂兄也开始了成为捐献者的准备工作。

但凯莉并没有消失。恰恰相反，她似乎没有给自己留下任何反悔的余地。她频繁地发短信，一条接一条，有时甚至连着发 10 条，整天不停点亮他的手机。埃迪告诉我，他"不是一个爱不停打电话或者发短信的人"，但他还是尽力保证每次都能迅速回复凯莉。几周过去了，埃迪对这位可能会捐肾给他的陌生人越来越熟悉，他的担心也被谨慎的乐观所取代。当凯莉说她计划在 2 月底来波士顿进行捐肾检查时，埃迪邀请她来自己家里住几天。这是他力所能及的小事。他为她策划了一个派对，在波士顿外 10 多公里处他最喜欢的餐馆包下了一半的场地。许多人前来拜会这位女士，希望她能让他们的朋友回到从前的样子。当他们都排着队祝凯莉一切顺利时，她觉得自己像个名人一样。她告诉我说："我有点不知所措，一生从未受到过如此爱戴。"

凯莉的朋友们对她的选择褒贬不一，有的说她真是愚蠢，竟然为了给一个陌生人捐肾而把自己的身体置于危险之中。如果有一天她的某个孩子需要她捐肾呢？那时怎么办？但她一直坚定不移。这些假设都无法阻止她。她对我解释说："你不能总想着那些'如果'。要是我们都缩手缩脚，就没有人能做成任何事了。如果我在过马路的时候就死了呢？生活中有数不清的风险。"

凯莉想尽快安排移植手术。她配型成功了，也足够健康，可以进行捐献，所以她觉得没有理由再等。埃迪有点惊讶，有点迟疑该不该让她推进得这么快。不过据他所知，凯莉是全心全意的。她似乎比他更热情，或者至少表达出更多的热情。他们确定 4 月份做手术，就在凯莉获得医学许可，能够捐肾给埃迪的一个月之后。

随着手术日期的临近，凯莉再次飞来波士顿，这次来的还有她的丈夫和母亲。埃迪家的房子不大，他们都住在同一个屋檐下。凯莉一家挤进了埃迪女儿的卧室。手术前的这几天看上去压力不小。这两个家庭在本质上仍然是陌生人，但是器官移植需求和利他主义精神、一个器官和两台即将进行的手术，把他们联系在了一起。

在经历了那么多体检、电话、短信和长途跋涉之后，移植的那天似乎简单得有点虎头蛇尾。对埃迪和凯莉来说，一般最为复杂曲折的沟通环节完全没有出现在医院里。凯莉先被推进来，然后轮到埃迪。我让凯莉讲一讲手术，她说到一半就停了下来。"你说的是手术过程吗？哦，那没什么可说的。"她回答道。短短几天，凯莉就下床了，在波士顿四处走，浏览旅游景点。

对凯莉来说，最艰难的部分是后来她回到加利福尼亚州自己家里的时候。她曾经有那么多的准备、期待、计划、紧张和兴奋，而移植手术后回到家里，安静的生活在对比之下显得无比突兀。凯莉很意外埃迪没怎么联系她。在手术前，他们每天都互发短信，有时甚至一天好几次。当然，她也很忙，因为她要努力弥补她不在家里时错过的事情。但是在忙碌之余，她下意识地希望埃迪能主动维持他们的联系。

凯莉告诉我说："一开始，我很少收到他的消息，觉得有点别扭生气，还有点受伤。"

凯莉并不是需要人陪伴。从以前到现在，她都不缺陪伴——她有一份费时又充实的治疗猫咪的兽医工作、一位支持她的丈夫，还有两个孩子。在移植手术之后，她甚至还利用她仅有的一点自由时间，开始照顾一个处境艰难的无家可归之人。她飞到波士顿，捐献了她的肾脏，没有要求任何回报。但直到一切结束，回到家里时，她才意识到，也许她其实还是想要一些东西的。她的一个肾现在定居在埃迪体内。这是否让他们成了朋友，甚至是家人呢？他们是不是应该一起去度假，还是只用时不时地互相打个电话？或者，这也许只说明凯莉做了一件了不起的事，而埃迪很幸运，仅此而已？

至于埃迪，他经常想起凯莉，他甚至无法用语言来表达那种奇妙的感激之情。她给了他不需要透析就能活下去的能力，让他得以回到原来的生活中去。然而他的生活是忙碌的，有妻子，有两个孩子，还在一家工业品供应公司找到了一份地区销售经理的新工作，工作责任重大。凯莉得接受这件事。

埃迪并没有完全从凯莉的世界中消失。手术几个月后，他邀请她回到波士顿，和他一起参加一个散步活动，为肾脏疾病的研究筹集资金。凯莉再次和埃迪的家人聚在一起参加活动，他们都穿着印有"凯莉的英雄"字样的 T 恤。大家笑容满面，手挽着手拍了照，那是一段美好的时光。凯莉给了埃迪一个器官，尽管她最初因埃迪的"冷落"感到受伤，但扪心自问，她知道自己捐肾不是为了得到一个朋友或家人。凯莉告诉自己："我不应该期望他做什么来回报我。"她并不后悔自己的决定，如果可以的话，她甚至愿意再捐一次。

对和埃迪之间关系的本质，凯莉可能始终会有一点点失望。不过随着时间的推移，随着捐献者和受捐者都适应了一种更舒适的相处模式，这点失望越来越淡。埃迪提到凯莉时称她为"小妹妹"，不过他随即微笑着指出，他可能几个月都不跟自己的亲妹妹们联系一次。他和凯莉会时不时聊天，相互了解生活近况，送上生日和节日祝福。毕竟，他们已经永久地联系在了一起。埃迪把他的肾称为"她"，并经常想到排斥的可能性，每天例行吞下十几片药，以确保他的身体尽可能长久地接受凯莉的器官。

埃迪的移植手术已经过去很多年，但他仍时不时地会收到等待移植名单上的人的消息。他们询问他如何才能找到器官捐献者，而他努力回答每一个问题。这就像是一种责任。毕竟，他认为他们不会在医生的办公室里得到任何这类信息。所以，他和他们分享了自己在通往手术室的路上经历的混乱人心的希望和恐惧。在移植手术的幕后，一切都比我想象的要复杂得多。他告诉他们："当你开始'肾脏竞选活动'时，你需要像找工作一样四处出击。你得把你的'简历'发出去。"这意味着你需要培养正确的在线形象——语言很重要，不要写太多，要保持积极向上的态度，永远不要在个人网站上抱怨。例如，把透析的一天描述为"又透析了4个小时，唉"是比较合适的。不过，如果让埃迪来写的话，他一定会在后面加上一条比较振奋人心的消息来吸引读者。比如，他可能会在后面接一句"但还是比另一种选择要好得多"。

那么，对于寻找器官捐献者，最重要的建议是什么呢？这一点来自埃迪最初在做销售时学到的一课，却和我多年前在医学院学到的器官捐献知识没有任何关系。在起身去看医生之前，他认真地告诉我："最重要的是人脉。你需要拓展、拓展、再拓展更多人脉。"

第 8 章

超出预期寿命 15 年的患者

You Can
Stop
Humming
Now

随意停药后被告知的坏消息

一位少女在等候室里一边等待，一边用脚尖拍打地面。她叫梅根·凯利（Meghan Kiley），从记事起每三个月就要去看一次医生。在她小的时候，看病的过程还是很愉快的。当然，检查是少不了的。医生会听她的肺音，按压她的腹部，借助明亮的光线窥视她的眼睛和耳朵。不过医生也会逗她笑，会考她在学校学到的历史知识，还会问她长大后想成为什么样的人。医生告诉梅根，总有一天她会成为某个领域的领导者。他如此肯定地谈到她的未来，而她也相信了。

因为从小的经历，也因为父母的全心呵护，梅根以为每个同龄人都像她一样经常去看医生。她必须得在吃饭的时候吃药，但她那位乳糖不耐受的朋友也是啊。她并不觉得自己脆弱。她不知道父亲有时整晚不睡，只为关注她的咳嗽声，担心她会停止呼吸。她打排球，上芭蕾舞课，夏天还去露营。

到 15 岁的时候，梅根早已知道囊性纤维化。这是一种在她体内的无形之物，要求她在余生中时刻注意。她知道，每次都陪她去看病的母亲有一个活页夹，里面装满了她的处方和保险文件——这是她有朝一日必须自己承担起来的责任。她知道，为了保持健康，她必须日复一日、年复一年地跟踪自己的用药情况，掌握自己的理疗方法。

有一次，梅根故意没吃她应该随餐服用的、代替她胰腺酶发挥功能的药片。这大概只能解释为青少年的叛逆心作祟。她因此胃痛得翻江倒海，再也不敢落下一粒药片。她还得向医生坦白。那天，她的主治医生正好不在，所以她找了他的一位同事，检查看看到底发生了什么。

门开了。通常，梅根的主治医生不管有多忙都会带着温暖轻松的微笑和张口就来的笑话走进房间。相比之下，这位新医生的神态严肃，公事公办到近乎冷酷。他检查了她的身体情况，胸部听诊，腹部按压。她已经习惯了这种例行公事。然而，随着面诊接近结束，意外的事情发生了。医生拿出一张纸和一支笔，开始画一幅简单的图表。梅根看着他，不知道这意味着什么。医生将图表上的一个轴标记为时间轴，另一个轴标记为肺功能，画出一条肺功能随时间推移而下降的预估曲线。他给她指出时年 15 岁的她在图表上所处的位置。然后，他沿着线条，指到 15 年之后，梅根 30 岁的时候。他说，这是她肺衰竭的时间点，她的生命可能会在此"到期"。医生在 30 岁的位置画了一个点，来标记她的生命有效期，然后还画了一个圈，把点围起来。梅根的惊讶很快变成了愤怒。她知道她得了囊性纤维化，但以前从来没有人跟她提起过死亡。时间本来似乎是无限的，此刻却塌缩成了一个点。梅根涨红了脸，她的愤怒超越了恐惧。

那天，梅根发誓，等她 30 岁的时候，她要举办一场盛大的派对。她会邀请她认识的所有医生、护士和朋友，向他们展示她成功了，她还活着。

摇摆不定的未来

　　梅根·凯利生于 1980 年，比我早一年出生。也许是因为我们年龄相仿，当我用文字还原她告诉我的过往并丰富其中细节时，我不禁把 15 岁的自己带入她的位置。然而，不管我怎么努力设想，她的遭遇都与我的现实生活相去甚远。试图想象自己站在她的立场上会做出怎样的反应，几乎可以说是个愚蠢的想法。毕竟，我把青春期的大部分时间都花在了学习、规划和准备一个迥异于她未来的明天之上，我对她的那种生活完全没有概念。30 岁正是我认为自己的生活将真正开始的时间点，那时我会有一定的资产和保障，也许还会组成一个家庭。如果有人告诉我，我的基因决定了我会早逝，我想只要我的健康状况允许，我还是会去上大学。我不确定自己是否还会为了成为一名医生而决定在学校里多待几年，推迟进入社会的时间。这是没办法确定的事情。也许我会感受到振奋人心的医学进步，发现虽然在我出生的年代，囊性纤维化患者不可能活到青春期，但我还是活了下来。也许我会过于乐观或愚蠢，竟奢望一个自己可能无福享受的未来。

　　梅根小时候就知道自己要上大学，从未怀疑。虽然她的父亲希望她能在附近上大学，这样她就可以住在家里，但她还是渴望真正独立的校园体验。她觉得离开家很重要，同样重要的还有在申请表上的任何地方都不能提及她的病情。然而，囊性纤维化并没有就此消失。疾病在她从家到普罗维登斯大学（Providence College）宿舍的 40 分钟路程中与她同行，在她努力经营的大学生活的幕后徘徊。理疗师每周来梅根的房间 5 次，每次都会让梅根保持不同姿势，同时拍打她的背部，帮她排出肺部积聚的黏液。当朋友们问到经常来看她的那个女人是不是她的母亲时，她点了点头。说是紧张的母亲频繁来访总比解释自己的病情更容易一些。

时间是一种奇怪的东西。梅根完全不知道该如何考虑 20 岁以后的事情。按照那名医生绘制的图表和预言的未来，20 岁后她就会进入人生最后的 10 年，时日无多。但除了偶尔因肺炎住院，以及伴随而来的静脉输液和抗生素，梅根的日常生活就像普通的年轻女性一样。也许是因为她的父母从来没有把她当作脆弱的患者对待，也许是因为她的儿科医生一直鼓励她展望未来，也许只是因为她性格固执，她始终坚持向前迈进，也看不到除此之外的选择。她完成了大学学业，制订了读研的计划，并决定搬到纽约。在纽约，她一个人也不认识。她在克雷格列表网（Craigslist）[①]上找到了室友，在长岛上合租了一个住处。她的住处再也不是家人以及医生开一会儿车就能到的地方，她感觉自己仿佛去了另一个世界。

但与此同时，梅根觉得自己也做出了一些微妙的妥协。她给我的印象像是一个规划师，二十几岁就会开始攒钱买房的那种人。但她没有存钱，反倒还花钱去度假。她心想，如果她没有未来，那把钱留到未来又有什么意义呢？她也约会过，但从来没有遇到对她很好、对感情很认真的人。她一直很喜欢小孩儿，但她坚信自己活不长，无法拥有自己的家庭。所以她觉得自己可以通过在大学工作，帮助别人的孩子来满足做母亲的愿望。然而，一年又一年过去，从她坐在那家诊所里看着医生画出那张图表起，已经过去 15 年，而此时的她正在筹划 30 岁的生日派对。

正如梅根当初设想的，派对在一个阳光明媚的夏日举办，地点是她老家科德角的一个户外大帐篷。梅根的母亲几年前死于乳腺癌，但她的父亲、亲戚和朋友，甚至一些照顾过她的医生和护士都来了。有 DJ，有

---

① 一个大型分类广告网站，没有图片，只有分类列表和文字，用以展示求职招聘、房屋租赁、物品交易等各类生活信息。——译者注

舞池，有美食。派对装饰的主题色是亮粉红和青柠绿。晚饭后，一辆派
对大巴把他们送到了附近的一家酒吧，他们在那里一直跳舞到凌晨。梅
根认为自己永远不会有机会结婚，这次派对让她感觉就像是一场婚礼，
一切都很完美。但是，当她第二天、第三天醒来后仍然感觉身体健康时，
她慢慢发觉自己面临着一个奇怪而意外的问题："接下来怎么办？"

"死刑缓期"又能到几时呢？梅根肯定会因为这种不确定性而恐慌，
可能会发现自己的人生无法前进。一位患囊性纤维化的女性在接近 40
岁生日时表示，她的生活完全建立在相信自己会在十几岁时死亡的前
提之上。毕竟，在她出生的年代，患有此病的人预期寿命都不到 20 岁。
她从小就专注于"现在"，从未想过成年后的生活会是什么样子。她从
来没找过工作，也肯定从来没有想过会变老，或者比自己祖父母活得
更久。然而，因为新型药物和感染控制方面的进步，如今她快 40 岁了，
仍然很健康。对此，她有点迷茫。

一位三十出头的男性患者开始尝试一种新型药物。该新药是针对
导致囊性纤维化的一种基因缺陷而研发的。他很幸运——他正好有一
处基因突变，可以让药物生效。他结婚了，甚至有了孩子。但他每天
吃药时都担心当天药物会突然失效，就好像他在等待着医生几十年前
的预言成真，等待着死亡。

一位年轻的女性患者提到了一个转折点，说在那之后她才决定开
始涂防晒霜。她仍然不确定自己能为未来计划多少，但似乎她还会活
很久，久到足以让太阳辐射累积成伤害。如果你的预期寿命在你的有
生之年持续变化，你会很难想象未来的画面。你不得不在充满焦虑和
恐惧的一端与由谨慎的乐观和希望构成的另一端之间来回摇摆。

终身患者的寻常幸福

　　一个周一的晚上，我去了波士顿南部的小镇北阿特波罗（North Attleboro），到梅根和她丈夫迈尔斯（Myles），以及他们的吉娃娃狗共同居住的家里与他们见面。梅根应门时，我注意到她白皙的皮肤和清秀的五官、棕色的头发和齐肩的发型。要是事先不知道，我绝对猜不到她的病情。我比她的理疗师早几分钟到，所以有时间参观了一下她和迈尔斯最近买的这栋房子。客厅给我的印象就像杂志上的设计图，舒适宜人、一丝不乱、色彩协调。墙上有一块黑板，上面写着"只有两种选择：要么求进步，要么找借口"。她提到，卧室、浴室、客厅和厨房都在同一层，这是他们买房子时关注的卖点。当梅根以后走路变得困难时，这种布局让她仍然能够在房子里穿行，不用为上下楼梯而受苦。

　　梅根不知道那一天什么时候会到来，但她不知疲倦地努力，尽可能拖延那一天的到来。小时候，她每天只需要服用几粒药片。但每过去 10 年，医疗的负担就不断增加，有时似乎她的整个生活都围绕着控制疾病而展开。这种事想一想都让人感觉筋疲力尽。梅根本月的治疗方案包括早晚各一次吸入 30 分钟抗生素。梅根从不浪费时间，她用编织来打发这一小时的强制静默时间，最近还织成了一顶帽子。在换药的那几个月，她的医生给她开了一种不同的吸入式抗生素，每天吸 3 次。这种治疗方案从某些角度来说要容易遵循一些，因为每次治疗都比较短。但也有难处，因为中午那次治疗，她得在工作地点想办法找个没有人能透过办公室窗户看到她的地方。

　　这些年来，梅根还用过别的一些药物。有时她会咳血，医生就会停止高渗盐水雾化治疗。她还试过用振动背心来代替运动，从而更有效地清空肺部积痰。她也服用过各种药片，有早上吃的药片，有伴着零食和正餐吃的药片。除此之外，还有各类文书工作、保险索赔、报销等需要处理。她每周都会花几个小时与给她供药的邮购药店通电话。她在穿越迷宫般的医疗系统时，似乎总会接到关于事先授权的电话，总在努力平息沮丧的情绪。她记得母亲在她童年时保存的那个满是细致笔记的活页夹，所以尽管治疗很艰难，她还是努力保持有条有理。她告诉我，即便如此，她仍然感觉像背负了一份额外的工作。当我努力把她说的一切都记下来时，她解释道："最奇怪的是，这是正常的生活，因为这对我来说是正常的。但在我的生活中，除我丈夫之外，没有人知道这里面牵扯到多少精力。"

梅根从壁橱里拿出几个大抱枕，然后躺在沙发上。在我们谈话时到达的理疗师珍站到了她原来的位置上。治疗过程乍一看有点像按摩——珍（Jen）双手合拢呈杯状，慢慢地、有节奏地拍打梅根的背部。在治疗过程中，两位女士有说有笑，就像朋友边喝酒边聊天一样轻松自在。迈尔斯悄悄地走到地下室去看电视，狗狗热情地跟在他后面。这一幕既温馨又安逸，我觉得自己也逐渐在沙发上放松下来。但是当珍从梅根的一片肺叶中拍出黏液后，梅根坐起来，重重地咳了一声，把痰吐到了杯子里。世界一下变了，前一秒还仿若温馨按摩的举动又彻底露出它身为治疗手段的原形。

医疗活动对日常生活的这种侵入是不可避免的，梅根知道这种情况会随着时间的推移而越来越严重。当她刚开始和迈尔斯约会时，她还努力不让迈尔斯知道她生活中的这一部分。有一次，她甚至把静脉导管藏在衬衫下，凌晨 2 点离开迈尔斯家，在开车回家的路上给自己注射抗生素。一次在酒吧喝酒时，她终于鼓起勇气告诉迈尔斯自己有囊性纤维化。迈尔斯耸耸肩，没当回事——至少梅根是这么记得的。迈尔斯告诉我说，他当时对囊性纤维化不太了解，因此不知道该如何应对。

当迈尔斯在刚约会几个月后就开始谈论两人的未来时，梅根告诉他别着急，"要踩着点刹车"。在开始考虑任何形式的承诺之前，她想让他了解关于她病情的一切。她想要他知道 CF（囊性纤维化的英文缩写）不仅仅意味着药片、雾化器和理疗，还意味着他得经常到医院里看她。他们相识后的第一个冬天，梅根生病住院了。每到这个季节，她基本都要住院，接受静脉注射和吸入治疗。梅根通常会被分到医院最高的一层，那里的墙壁是木镶板，房间很大，护士也跟她很熟。有一次我去看她，就是在这样的环境中。当时，梅根正在接受抗生素静脉注射。我得穿上一件黄色的隔离衣，戴上一副手套才能进入病房，而她则穿着紧身裤和一件支持鲁斯·巴德·金斯伯格（Ruth Bader Ginsburg）的大码 T 恤，上面写着"声名狼藉的 RBG"①。我一进门就看到她正一脸轻松地和父亲争论，论题是为什么父亲觉得她应该在房间里放一盘纸杯蛋糕。父亲回答说，是为了招待来看望她的人。

然而，在梅根与迈尔斯相遇后的第一个冬天，由于某些原因，她最终被送到一个较低楼层的房间。护士称她为"CF 患者"，这个词总是让她感到不舒服。梅根可能有点担心向迈尔斯介绍囊性纤维化相关情况的后果，于是决定缓解这种情况带来的压力，搞了一些傻里傻气的恶作剧。有一次迈尔斯坐在她床边时，她突然发出恐惧的尖叫，假装迈尔斯不小心弄掉了她的静脉输液管。还有一次，她躲在浴室里，吓了他一跳。片刻的惊慌之后，他都恢复如常。而且他最后都没有选择分手。

迈尔斯深深地爱上了梅根的微笑、极富感染力的热情和充沛的精力。到他求婚时，囊性纤维化已经成为他生活的一部分。他告诉我说，

---

① 鲁斯·巴德·金斯伯格是美国联邦最高法院历史上第二位女性大法官，以捍卫女性权益而闻名。因其为推动性别平权经常公开发表尖锐异议，所以被戏称为"声名狼藉的 RBG"。RBG 是金斯伯格全名的首字母缩写。——译者注

他能够理解他妻子病情的严重性。在他的内心深处，他非常明白她随时可能生病。迈尔斯是一名中学体育教师，有一种镇定自若、永不动摇的气势。梅根的一位医生把他称为"她的岩石"，但迈尔斯也向我承认，他对这种疾病的感觉其实并没有表现出来的那么轻松。

梅根最近一次的住院经历把夫妻俩都吓坏了。梅根病得很厉害，发烧到40度。由于一种需要隔离的感染，她的肺部脓肿，卧床不起。医生们给她用了一种又一种抗生素，每种抗生素的名字和列出的潜在副作用都比上一种长。通常，在入院的几天后，梅根感觉身体足够好了，就会邀请朋友过来，叫来外卖比萨，把病房当作温泉浴场。但这次不一样——她的肾功能恶化了；她需要补充氧气；她几乎走不了路；她只允许直系亲属探望。

当梅根最终回到家时，她比离开时虚弱很多，也瘦了很多。她被自己的病情震惊了。虽然我们见面时她已经出院几个月，但她仍然没有摆脱"生活在刀锋边缘"的感觉。她的病情似乎发生了某种改变。现在没有图表上的点可以告诉梅根她到了什么阶段，但她知道自己的肺功能会下降，而她入院的频率和治疗的力度将会随之上升。下次住院的情况可能会更糟，不管她多注意洗手，无论她做多少运动，即使她从未错过任何一次治疗。这就是她的未来。有一天，她可能不得不认真考虑肺移植的可能性。所以，梅根开始设想减轻工作负担甚至完全退休。从大学毕业后，工作就是她生活的一部分。我想她在母校普罗维登斯担任学业成功与保留部①副主任的工作，可能是令她感觉自己的人生不被疾病所左右的一个关键因素。但是，在学校里的工作时间又长又累，排满了需要参加的会议和需要关注的学生。虽然梅根喜欢这份工作，但她不确定自己还能精力充足到可以全身心投入工作多久。因为工作之余，她还要继

---

① 旨在帮助学生克服各种困难，留在学校完成学业的部门。——译者注

续完成日益艰巨的疾病管理任务。

梅根发现自己会禁不住设想，如果有人问她"你是做什么的"，她该如何回答。曾经，这个问题似乎非常简单。那天晚上，当珍开始对梅根的背部施治时，她给出了一些可能的回答。她会说"什么都不做"吗？她会说她已经退休了吗？她停顿了一会儿。她需要更多的时间来找到听起来正确的回答。

当我和梅根坐在她家温暖而舒适的客厅里时，在珍用双手拍打她背部的背景声中，我忍不住再次把自己的想法和抱负投射到她的身上。诚然，这样做是很愚蠢的。我无法真正理解她的经历，因为我从小就觉得生命和时间本质上是无限的，然而梅根很小就意识到，美好的生活可能比她希望的要短。尽管如此，她已经有足够长的健康时间，可以全力投入工作。她已经找到一个自己擅长的领域以及她心目中完美的工作。在她 30 多岁的时候，她已经到了一个应该享受荣誉和晋升的阶段。从某种程度上来说，一切都应该只是刚刚开始。但是当她的领导要求她参加全美委员会或者教授课程时，她拒绝了。尽管她很想抓住机会，但现实拦住了她。她不确定自己的肺功能在未来的一年会是什么样，也不确定自己下一次住院是什么时候，住多长时间。可以肯定的是，囊性纤维化一直存在于她的生活中，要求她定期洗手，不能与其他患有此病的人密切接触，以免他们身上的细菌传染给她。但在此之前，疾病还从未如此明确地限制过她的生活轨迹。

在这场吓坏梅根的住院经历之前，她和迈尔斯一直在谨慎地考虑要个孩子。她一直认为怀孕是禁止事项。毕竟，一个预计自己在 30 岁生日后不久就会死去的人很难有什么家庭计划。但在约见一位高危产科医生后，梅根和迈尔斯才得知，在生孩子方面，梅根其实并没有严格的禁忌证。慢慢地，这对夫妇似乎也有了一丝乐观的情绪。他们开始想象可能发生的事，也许有一天，他们会组建一个完整的家庭。后来，梅根生病住院。虽然之后，她回到家里，又开始工作，体重也在增加，但是当朋友们问起她什么时候开始备孕时，她迟疑了。怀孕会对她脆弱的肺功能有什么影响？如果她下一次病情加重，无法恢复，该怎么办？

当梅根自言自语到收养孩子时，一直支持她的迈尔斯再次鼓励她去探索可能性，然而她也不确定收养孩子是不是她想要的未来。即使没有怀孕带来的身体压力，她的肺功能也会恶化，这可能会影响到她为人母的能力，导致她力不从心。她和迈尔斯讨论过这件事。迈尔斯知道，随着梅根健康状况的下降，自己可能不得不承担越来越多的家长责任。他也知道，他可能会成为单亲爸爸。梅根看到过丈夫和他学生们在一起的情景，她相信他会成为一位伟大的父亲，而这也是梅根想要给丈夫的经历。但梅根心中还是有顾虑。母亲死的时候，她感觉自己好像被掏空了一样。知道自己可能会生病，早早就先孩子而去，她怎么能擅自决定把孩子带到这个家里呢？

梅根已经活过了医生预估的生命"有效期"。她有过很多里程碑式的经历——上大学，独自生活，一边静脉注射抗生素一边约会，结婚。当她还是一个孩子的时候，这些都是很难想象的未来。现在的她甚至开始设想 40 岁生日。她想，这次不用办派对，只要找一家不错的餐厅吃顿晚餐就行。但生孩子也许是她永远也做不到的事。也许每天都去上班，回家和丈夫一起吃晚饭，对于现在的她已经足够。她对我说，她很感激能够拥有这些她热爱的"寻常之物"。也许她不需要更多了。

梅根沉默了一会儿。我听着珍的手在她背部产生的拍打声，听着她的咳嗽声，听着她把痰吐到杯子里的撞击声。她第二天会再次经历这一切，第三天也是。"现在，我感觉很好。"梅根微笑着说。那天早些时候，她还努力去跑步机上跑了一次。此外，还有一些事情值得期待。7 周后，她和迈尔斯要去墨西哥度假。尽管她为远离自己的舒适区而担忧，不知道如果生病或需要医生该怎么办，但她还是计划在 Kindle 里装满书，享受这段时光。到时肯定天气晴朗，沙滩温暖。"我喜欢旅行，我不知道自己或者别人还有多少时间，"她告诉我说，"所以，除了抓紧时间享受，我还有得选吗？"

几天后，我在 ICU 通宵工作。跟我的实习住院医生正和我一起坐在电脑前查看化验结果，这时一位囊性纤维化专家走了进来。我惊讶地瞥了一眼电脑屏幕上的时间，刚过晚上 11 点，她几个小时前就该回家了。很明显她这一天不太顺——她的眼妆脏了，裙子也皱了，走路时肩膀还耷拉着。她坐在我们旁边，大声喘气。"我有一位住院患者给你。"她说道。我示意实习住院医生开始做笔记。

她告诉我们，患者是一名患有 CF 的 37 岁男子。这意味着他和梅根差不多大，也和我差不多大。他快死了。也许是因为他的基因，也许是因为运气不好和细菌感染，他的疾病已经进入一个严重的阶段。他在医院里住了一个多月，对抗了一次又一次的感染。如今，他的肺已经被纠缠近 40 年的疾病所破坏。如果没有绑在脸上的呼吸辅助机器，他几乎无法自行将氧气转换成二氧化碳。而即使有了这台机器，他也还在危险的边缘，随时可能需要插管。我慢慢地点点头，逐渐明白了这位患者的情况。那位专家告诉我们："我们可能无计可施了。"患者永远无法接受肺移植，因为他太虚弱，无法经受手术，他的其他器官也在衰竭，因此没有任何备用计划。

坐在安静的 ICU 工作室里，我确信这位患者的生命即将结束。但是监护病房外面的情况就有点复杂了，那里有一名青年人并不想死。

他会来到 ICU，我们会给他更多更强的抗生素，希望能让他好一点。"这情况听起来有点可怕。"我说，又补了句"感谢提醒"。我想象着那天晚上他在我监护下死去的画面。我深吸了一口气。"快回家吧！"我告诉她，"我们会照顾好他的。"

大约 20 分钟后，患者的担架在护士的推动下从综合医疗层转到了这里。在担架擦身而过的瞬间，我看了看他的样子。他又小又瘦，蜷缩在担架上。我想象着他小时候的经历，他是如何接受没有人指望他能活到 30 岁或 35 岁的情况，他又是如何一次又一次地庆祝他未曾设想过会来临的生日。在我的想象中，随着时间的流逝，希望可能已经悄悄地在他脑海边缘开始试探着深入其中。

我跟着担架来到他的病房，站在他的床边。他的四肢骨瘦如柴，肌肉萎缩，皮肤则苍白得发灰，眼睛周围一圈都是蓝色。他太虚弱了，走不了路。他戴了很长时间的呼吸辅助机器，鼻梁薄薄的皮肤上都留下了红色的压痕。他在囊性纤维化的情况下成功活到了 37 岁，比预期寿命多活了将近 10 年，而多出来的每一天都在证明医学进步的辉煌。不过那天晚上，当我见到他，把听诊器按在他骨瘦如柴的胸膛上听心音时，这一切似乎都无关紧要了。我站在病床边，这里躺着的只是一个没有绑在脸上的机器就无法呼吸的人，这里只有他快速的心跳、汗水和疾病的气味，还有突如其来的悲伤。37 岁还很年轻，他却快要死了。

医学的进步与局限

在我刚决定要写关于囊性纤维化的文章时，我以为自己会把重点放在有望彻底改变这种疾病的基因疗法上，或者是放在新的感染控制规则上（新规则禁止 CF 患者同住在一个房间）。我后来联系了几位专家，去见了梅根，然后把那位患有囊性纤维化的男子送入了 ICU。在那之后过了大概一周，我约见到艾哈迈德·乌卢埃尔（Ahmet Uluer）医生，他是波士顿儿童医院与布列根和妇女医院两处成人 CF 项目的负责人。那个时候，我在思考这种疾病时已经远远跳出了狭隘的视野框架，不再只关注前沿治疗方式以及改进后的感染控制措施。尽管如此，我还是想了解一下即将发生的变革。

我和乌卢埃尔医生一起买了咖啡，然后去了他在儿童医院的那间舒适的办公室，坐在一堆书和乐高玩具中间。那天，乌卢埃尔的穿着比医生平常爱穿的斜纹棉布裤、纽扣衬衫和羊毛夹克要稍微正式一点。我们走在路上的时候，他提到那天下午他要去参加一位患者的葬礼。他告诉我，他尽量参加每位患者的葬礼。他的妻子第一次陪他去参加葬礼时，哭得特别厉害（他记得比患者的母亲哭得还厉害），结果她后来再也不和他一起去了。他还会为逝去的患者写一篇讣告，详细描述逝者的一生，并通过电子邮件发送给囊性纤维化研究小组。这样，他的同事们就知道有一位患者死了，并且会记住患者的一些情况。

那天乌卢埃尔医生要参加的葬礼是为我曾接手的那位 37 岁患者举行的。我最后一次见到他是在轮班后的第二天早上，那时他没有好转，也没有恶化。我并不知道他已经死了。当乌卢埃尔医生告诉我时，我一瞬间都不知道该如何反应。我本来是来和他讨论 CF 疗法的最新进展的，但那一刻，我脑子里都是那间病房和那位患者的结局。我问到底发生了什么，才得知后来那位患者的呼吸变得越来越困难。最后在他还能做出选择的时候，他决定不要插呼吸管，就这样死去。

我想要更深入了解那位患者，于是又问了问他的事。乌卢埃尔医生告诉我，他有着很强也很粗鲁的幽默感。我在那天半夜的短暂互动中没有发现这点，当时他没有向我展示他的性格，我也没有要求他那么做。但他住院过很多次，囊性纤维化研究小组的每个人都认识他，也很喜欢在查房时看望他。即使当他病重体衰，对即将死去而感到愤怒时，他还像原来那样，会在病房里开玩笑。《教父》是他最喜欢的电影，他喜欢在 ICU 里像教父柯里昂一样接受"觐见"，示意每位看望者坐在他身边。他有一台浓缩咖啡机，多年来每次住院，他都会把它带到病房。哪怕是生命的最后一个早晨，他也要尝上一口爱机做的咖啡。

　　我敢说乌卢埃尔医生肯定会想念这位患者的——他想念他所有的患者。尽管我们的谈话最终转向了 CF 治疗的进展，以及有朝一日可能彻底改变这种疾病的小分子疗法，但聊天的基调已经变了。确实，现在活着的患有此病的成年人比儿童要多，总有一天还会有老年囊性纤维化诊所，而字母 CF 将代表"cure found"（发现了治愈法）。这种进步带来的力量显而易见，而且振奋人心，但那一天的现实情况别有深意。那一天，乌卢埃尔医生要去参加一位终年 37 岁患者的葬礼。当我们交谈时，我突然想到，所有这些都是囊性纤维化的现状，包括梅根和迈尔斯，包括他们的希望、期望和失望。如今，CF 意味着新的发现和改变规则的新型药物，其中一些已经问世，而另一些则是目前医疗技术无法企及的。CF 意味着患病婴儿出生时的预期寿命可能会在他们有生之年得到延长，他们健康成长的岁月会超出几十年前任何人的想象。CF 意味着在曾被告知不会到来的 30 岁生日那天举办一个派对，也意味着在 35 岁之前建立一份事业，结下一段姻缘，购买一栋房子，还要确保房子只有一层，因为在不远的将来可能——纠正一下，必然会病到不能爬楼梯。CF 意味着知道自己的健康情况允许生孩子，但却因为不知道自己是否健康到可以看着孩子长大成人而害怕生孩子。CF 意味着一位和我年龄相仿的青年人在 ICU 里死去，还有一位医生正准备参加他的葬礼。CF 意味着可能和时间，选择的可能和生命的时间会比预期要多，但却永远不够多。

You Can
Stop
Humming
Now

成为一个真正的医生——身担数责

在医院的世界里，7 月 1 日是充满躁动能量和紧张情绪的日子。

这天是开始，也是结束，因为这天是医学生成为实习住院医生，实习住院医生成为高年资住院医生，以及专科医生正式开始人生中第一份工作的日子。大约 14 年前的 7 月 1 日，我迟疑地走进一间解剖实验室，见到了默里（Murray）的尸体。我在那将他的尸体拆解，并将其中细节铭记于心。14 年的时间足以生一个孩子，看着孩子长大读完中学；足以找到一份工作，买一栋房子，然后对工作心生厌倦，辞职去寻找新的追求；足以结婚，离婚，重新约会，再次结婚。然而，这些事都与我无缘。14 年，我住过两个城市的 6 间公寓。我从医学院毕业，正式成为一名医生，接着接受内科住院医生的培训，然后专科进修危重症监护。为了专心记忆学习，我停止了写作。后来，我太想念写作的感觉，于是又拿起笔杆。我学会了在医院某一层的某个储藏柜里找出最好吃的乐之饼干和最新鲜的小桶花生酱。我学会了每天在疾病和死亡的包围下工作，能够感受到悲伤，但又不会被悲伤压倒。我学会

了诊断和治疗，学会了联系和沟通。然后学习就结束了。无尽的培训
恍如昨日，一眨眼我已经成为一名主治医生，那个曾经遥远的目标终
于实现了。

这种转变几乎难以察觉。我并没有换医院，已经开始在我们医院
的 ICU 做夜间值班的主治医生。我的医疗保险要换了，好在不需要麻
烦的手续。我甚至没有更新医院身份卡。不过，有一些事情是真真切
切地改变了。这些年来，我一直有点儿像是一个观察者，在距离指挥
权一步之遥的地方，旁观学习指挥者的工作，却不用承担其责任。这
其实是一种奢侈的享受。我内心甚至有一点希望生命中的这个阶段能
够无限期地延续下去。但是时间不会停止，我只能跟着前进。

在 7 月初的一个下午，我来到了移植门诊的检查室。作为一名初
级教员，我被分配了一些任务。这些任务让我离开 ICU，来到日常工
作外的边缘地带，涉及治疗之前和之后的领域。根据安排，我每年都
要花几周，在我们医院附属的长护医院照顾使用呼吸机的患者。此外，
在我出门诊时，还会看到一些被医生推荐过来、考虑肺移植的患者。
这种门诊工作迥异于日常工作。我们有富余的时间，可以坐下来详谈。
我会看看病历，和患者聊聊。根据大量的严格规定和少量的主观判断，
我们会确定患者是否能够成为移植手术的候选者。我认为这个门诊是
一个关键的转折点。来访者确实患有疾病，也有治疗的需求，不过来
看门诊时，他们还处于很早的阶段，还不需要做出最终决定，走向一
个不确定的结果。

我通常是通过事后的观察，通过分析采取医疗手段之后的结果来
进行判断决策的。但是这个门诊的工作不一样，之后的事情还没有发
生。无论能否实现移植，这个门诊都标志着起点，而其他事情都在后
面，包括知情同意书、手术、长期康复，以及可能会需要的气管造口

术和长期急性病护理，等等。最后一步，才是带着处方和药片、复诊预约和焦虑的心情回家。而一切的开始就在那个普普通通的下午，在那间门诊候诊室里。

为早期患者服务的移植门诊

那是一个周三。6 个人围成半圆坐在门诊部的一个小会议室里，观看一部介绍移植过程的视频。我将一把椅子拉到他们的圈子外侧，坐下来，也跟着一起看。稍后我会介绍自己其实是医生，但此刻我只想在一侧旁观。现场人员共有三对，每对由一名患者和一名家庭成员组成。其中两对是夫妻，一对是母女。离我最近的女性坐在轮椅上，她的氧气罐发出轻微的嘶嘶声。视频播放到一半时，她的供氧器似乎发出了电池电量不足的警告。她在包里翻了一阵，找出一条类似于电脑电源线的线缆。她的丈夫站起来帮她解开电线，四处寻找墙上的插座。"那边有一个插座。"一位患者说，"这里也有一个。"另一位说。未来某一天，这三位患者可能会出现在同一份移植候选名单上，都希望自己能成为稀缺资源的接受者。尽管如此，至少在这最初的时刻，房间里还是充满了同志情谊。当这些陌生人展望未来时，一种共命运的感觉将他们联系在一起。电线连到了插座上，氧气罐安全地充上了电。一群人也放松下来，把注意力转向了视频。

在每一对中，健康的那个人都聚精会神地坐着，眉毛因担忧而皱起，手里拿着笔，在笔记本或纸片上做着笔记。按照移植的相关规定，亲人的支持是必须的。我们医院的肺移植项目规定，至少需要有三个支持并照顾患者的人，医生才能考虑器官移植。我脑子里闪过了未来会出现的画面，看到这些支持者的角色如何在接下来的几个月到几年中固定下来。患者的丈夫或妻子或女儿将承担一系列的责任——与医生核对细节、记录化验结果、询问问题、保管相关文件、记住复诊时间、拿处方，还有无数个晚上待在家属等候室里，裹着医院发的那条又糙又薄的毯子，一直等待。对于他们，未来有太多太多的等待。

视频并没有粉饰问题，也没有移植接受者出镜赞美移植的优点。赞美的机会以后会有的。现在，患者了解到的是他们未来每天需要服用十几种不同的药物。在移植后的最初几周，他们需要一名全职护理人员，因为他们不能独处，即使睡觉的时候也不行。他们还需要其他愿意花时间为他们准备食物或开车送他们去复诊的人。此外，他们还了解到，在大多数情况下，肺移植的主要目标不是延长寿命，而是提高生命最后阶段的质量。将近一半的肺移植接受者会在 5 年内死亡。踏上这条路，意味着用一系列未知的问题来替换一系列已知的问题。我们都希望替换后的问题会更好处理，但是也要理解新的问题可能会变得更棘手。

我第一次接触这个门诊部门时，还以为自己的工作就是确保患者在沿着移植这条路往下走之前，确切地知道他们会遇到什么样的情况。从某种程度上来说，这样想也没错。我们在视频中提供了生存统计数据，解释了患者可能需要服用多少种药物，并警告患者及其家属，在最初的几个月乃至一年或更长的时间里，康复过程都可能比他们想象的更困难。我们告诉患者，即使他们面临着一个又一个并发症，感觉身体不再像自己的，住院几个月也回不了家，他们的医生也还是会鼓励他们继续前进，直到他们真正穷尽一切可能的极限。他们不仅要对自己负责，还要对植入体内的移植器官负责。

如果患者对手术的性质或药物的副作用有具体问题，我们会尽量回答，或者转介给有能力回答的人。在我看来，最重要的是，以那个视频为起点，我们逐步向他们说明了器官移植并不是万灵神药。我们所做的一切，不论是在 ICU 提供住院治疗，还是在体内植入设备，抑或是开具最先进的药物，都不是万能的。如果我们的患者认为现代医学可以实现完美的疗效，他们注定会失望。我们提供的永远不是真正的治愈，而是另一种疾病。不过，我们希望换来的这种疾病要好过患者正在对抗的疾病。因此，我们尽量宽泛地把这些情况展现给患者。我们也知道，作为第一次问诊，他们今天很有可能什么都听不进去。但在未来的几周、几个月甚至几年时间里，将会有无数的对话。如果我们的起始工作做得好，当他们再次听到这些内容时，可能会觉得有一点儿熟悉。也许这就是我们能争取到的最好结果了。

视频结束了，大家都很安静。一名门诊工作人员依次领着每位患者通过一条走廊，进入检查室，而我则离开去查看他们的病历。我了解到第一位患者的一些人生细节：她有一只狗；她的成年子女生活在美国的天南海北；她晚餐甜点爱吃一勺冰激凌，但不是每晚都吃；她已经吸氧 4 年了。我努力把她选择与我们分享的那些小细节记在脑海里，这样就能让她觉得我这位她从未见过的医生是她可以信任的人。

我看了一眼手表。我看病历看得太慢，已经迟到 7 分钟了。我想到她在检查室里坐了 7 分钟，既不适又紧张，也许还在想是否应该离开，于是急匆匆赶了过去。我猛地打开门——患者正在看她的手机。当我走进房时，她准备站起来，但我看到她的氧气管有点缠在椅子上，就告诉她不用起来。我和她握了手——我的手是冷的，她的手是热的，因为在闷热的检查室里等着，还有点儿出汗。

"我是丹妮拉，很高兴见到你，"我说道，"这个门诊的运作方式是这样的——首先，我们会讨论目前的情况，我会问你一些问题；然后，我会检查你的身体；最后，我们会讨论移植的可能，看看适不适合继续进行评估。"

她点头表示同意。

我请她给我讲讲她的故事。虽然我刚看完她的资料，但我更想听
她本人说说。她犹豫了一下，觉得可能需要讲好久，而她不想占用太
多问诊时间。我向她保证没问题，她可以继续讲的，我们都不用着急。
于是她深吸了一口气，开始讲述。她告诉我最初因为咳嗽，她看了一
名又一名医生，还被误诊为哮喘、反流和过敏，开始使用吸入器、服
用药片和吸氧，最后，肺纤维化的诊断结果让她来到了这里。她说话
的时候，我一边听，一边提问、点头、打字。我写的任何东西都会进
入我患者的病历，从一份资料复制到另一份资料中，也许会永远传递
下去。我会尽力把病历做好。

"那么，你认为我需要移植吗？"她问我。

尽管她已经吸氧多年，能看到仪表盘上的指针总是往高处转，也
能感觉到自己的身体状况在往低处走，然而接受肺移植评估的想法对
她而言似乎还是有点不现实。也许她希望我看她一眼，然后告诉她，
她根本不属于这里，她应该等真的病到一定程度了再过来。但现实是，
我告诉她，对于患有她这种疾病的患者，我们通常建议尽早开始移植
评估。所以答案是肯定的，她可能需要移植。虽然她现在不需要，但
将来可能需要，她的医生把她送到我们的门诊是正确的。"你的肺功能
可能会因为肺纤维化而很快衰竭，最好不要陷入急需移植又要等待太
久的境地。"我解释道。

"哦。"她回答道。

"还有什么要我回答的问题吗？"我问道。

我以为她可能会想知道，如果她到最后都不接受移植会遇到什么
情况，还有如果她真的得到了新肺，她是否能够承受手术，以及之后

的生活会是什么样子。或者她也许想知道她的丈夫在照顾她时会不会怨恨这个疾病，甚或是，会不会因为她得了这种病而怨恨她。也许她会想房子的事，如果她的丈夫不得不辞掉工作，该怎么保住房子？现在告诉她的孩子们发生了什么，是否为时过早？如果告诉了他们，要怎么避免他们因此放下生活中的一切，来波士顿看她？还有以后，当她进一步认识自己的病情发展方向时，她可能会想了解依赖呼吸机维生的炼狱生活。如果病情发展到那个地步，她是否会后悔自己的决定？是否会因此生气？在我的想象中，她希望我能为她解答这些问题，但是在现实中，这一切都让她感到难以置信，离她还很远。她才处于刚开始的阶段，所以她说："不了，谢谢，我现在没有问题了。"

我们继续下一步检查。不管她最终会做出什么选择，这都是必经之路。我把她扶上检查台，她慢慢解开衬衫的扣子，好让我把听诊器放在她背上听肺音。当她解开纽扣时，我注意到她胸部的皮肤光滑，没有手术留下的疤痕。我握着她的手，仔细检查，记录下多年缺氧导致的指甲弯曲变形，用手指虚画出她指甲的形状。我撩起她的裤子，摸摸她的小腿是否肿胀，还通过触诊检查了她臂部和腿部的关节。然后，我坐了下来。检查结果以及档案资料都表明，完全可以继续进行下一步评估。她没有肥胖，也没有吸毒或服用大剂量类固醇，而且她还得了无法治愈的肺病。我告诉她，下次她来医院做全套检查时，需要带三个人一起过来，参加一小时左右的会议。这三人将组成她的支持团队。她告诉我没问题。

门诊就此结束。我还需要一点时间来适应这里的工作。我离开检查室，去和负责移植准备工作的护士一起回顾患者的病史，这名护士将是推动患者前进的关键人物。她聪明、有趣、善良，我知道患者有她照顾是件幸事。她会安排好所有必要的检查。此后，我很可能不会再见到这位患者了。我的任务就是在这里见患者一面，在她进入未知之地的大门之前为她打好基础。

为长期患者服务的护理医院

在移植评估门诊的第一次坐诊之后不久，我开始在斯波尔丁做轮班主治医生。这家长护医院也是我第一次见到查理·阿特金森的地方。斯波尔丁的轮班比 ICU 的轮班还不受欢迎，所以通常会安排给像我这样第一年做主治医生的人。斯波尔丁是作家收集故事的好地方，这我是知道的。但我觉得对医生来说，这也是一个好地方，它可以让我们更好地了解预后的极限在哪里，让他们看看这些没有死去但也没有真正好转的患者会面临怎样的生活，让他们认识这些处于中间地带的幸存者。

我已经习惯作为观察者和写作者穿行在这里的走廊中，所以第一次作为医生进入斯波尔丁时，我感到有点奇怪。我对这里很熟悉，但在某种程度上，也很陌生。我打印了患者名单，开始查房。我第一位患者的门上有一块牌子，上面写着我必须戴着口罩、穿着黄色隔离衣才能进去，所以我尽职尽责地穿戴上防护装备。我敲了敲门，没有回应，便进去了。后来我才知道这让我的这位患者很抓狂，因为她早上需要使用呼吸机，所以即使她不想让别人进来，也无法发出声音阻止。房间里面，卡片像壁纸一样覆盖了墙面。我的患者是一位二十出头儿的女性，她穿着短裤和 T 恤坐在床边的椅子上，稀疏的头发扎成了两条辫子。

"你不必戴口罩。"在我介绍了自己之后，她用唇语说道。尽管她的气管导管与呼吸机相连，使她无法发声，但我欣慰地发现自己可以轻易地读懂她的唇语。她接着说："除非你咳得很厉害，或者莫名其妙地打算舔舔我之类的。"

我笑了，说："没那个想法。"

我把听诊器放在她的胸前，听着她从伤痕累累的肺里呼出空气的声音，并确认她那天晚些时候可以尝试自主呼吸，不使用呼吸机。她在每天的理疗过程中偶尔能做到这点。然后，我把她的名字从我的名单上划掉，我还有将近 30 位患者要看。第一天上班，我所能做的就是对他们每个人都有一点了解。

我的名单上有一位性格温和、像个小孩儿的老妇人，她需要大量吸氧，因此无法回家。她每天都在努力地画着成人涂色书。在病房隔帘的另一边，她有一个室友，一个愤世嫉俗、高度焦虑、患有肺癌的纽约人。这个室友的眼神和表情清楚地表明，她非常愤怒，因为如果不取出气管导管，她就一句话也说不出来。我沿着走廊往里走，里面的病房有一位肥胖的男性患者因为患有阻塞性睡眠呼吸暂停综合征，晚上必须连上呼吸机。他说我像电影明星一样漂亮，每天早上都问我是否结婚了，每次我都会回应他，说"还没"。

还有一些患者无法以我能理解的方式与我互动，他们有的遭受了严重的脑损伤，有的由于反复感染而陷于谵妄状态。其中一些患者的家人每天都来看望他们，就坐在床边。另外一些患者则在无尽的孤独中打发时间。有一位依赖呼吸机维生的妇女在走廊尽头的房间里度过了 85 岁的生日。她从一家已经关闭的康复医院转到这里，再也无法回家了。很有可能，在医院之外，她也没有家了。她打发时间的方式是玩儿电子拼图游戏。儿子偶尔来看望她，而呼吸治疗师有时间的话，每隔几周会带她去户外活动一下。

我以闪电般的速度完成了第一天的查房工作，看完了名单上的患者。即便如此，我心里也很清楚，如果我放任自己与每位患者共情，我可能会被强烈的情绪吞没。那样我肯定完不成笔记。

但我第一次见到的那位年轻女性吸引了我。她每天大约有 6 个小时不使用呼吸机，在这期间我可以听到她的声音。她非常健谈，却在一天中的大部分时间里都不能发出声音。我喜欢听她说话，她的坦率、她对其他医生和护士的敏锐观察，还有她讲的故事总是让我发笑。她告诉我她曾和母亲打赌，说她能让一名特别严肃的医生露出笑容。她为此花了几个月的时间，终于成功了。如今，她却不记得究竟是怎么做到的了。我在她房间里待的时间超出了工作的需要。随着时间的流逝，她向我倾诉了她的故事。她曾是一名大学生，有一天突然感觉身体有点虚弱，以为自己得了感冒，或者是传染性单核细胞增多症①，结果证明根本不是感冒，而是急性白血病。她不得不离开学校，开始紧急化疗。她后来病情缓解了，甚至回到了学校，以为一切都会好起来，但几个月后病又复发了。现在，5 年多过去了，她的白血病已经治愈，但由于长期治疗的副作用，她患上了进行性肺病。

"很荒谬吧？"她问，我点点头。我不知道如何面对这类故事，只能动动头，甚至会开始担心我每次咳嗽都意味着我得了肺癌，或者我腿上的每个雀斑实际上都是早期黑色素瘤。"这些都是大的事，还有很多我没讲。"她告诉我说，"不过也比你从病历中看到的内容要多了。"

确实如此。我问她如何打发时间，她回答说她什么都试过。她曾经有一段时间迷上了奈飞，但她现在已经厌倦刷剧了。她还会上网冲浪，去脸书上看朋友们在干什么。她感觉身体好些的时候，甚至还做起了毛线活。她已经找不出新花样了。当我走进房间时，她往往坐在

---

① 由一种疱疹病毒感染引起的急性传染病，症状表现为发热、皮疹、淋巴结肿大等，主要通过接吻、共用餐具等途径传染，因此又称接吻病。——译者注

椅子上，看着手机或窗外，做着白日梦。她的几个好友不时来访，如果她没有在用呼吸机，她就会尽可能地跟他们说话。如果不能说话，她就会用唇语和手势跟他们交流。在我见到她之前的那周，她外出了一次，那是几个月来她头一回离开医院。她和她的物理治疗师沿街走到一家医疗用品商店，试用了新型滚轮步行器。这次外出很累，但她很开心。

一天早上，当我来查房时，她问了我一个问题。她想知道自己是否在接受生命支持。这个问题让我很意外，但口罩掩盖了我惊讶的表情。我想着她是不是还有话要说，她是否会问我生命支持意味着什么，她是否还能回家，等等。那我就必须告诉她，我希望她能回家，但我不能保证。但是她却很安静，没有继续追问。于是我回答道："嗯，你需要呼吸机，这是一种形式的生命支持，所以我得说确实如此。你为什么问这个？"

她耸了耸肩。"我只是想知道而已，不过我猜也是。"她回答道，"我通过脖子上的洞与生命支持系统连在一起。"

然后，她在椅子上向前移动了一下，撩起 T 恤衫的背面，以便我像往常一样检查她的身体。当我把听诊器放在她的背上，倾听她安静的呼吸声时，我能感觉到她的问题还在那儿，带着某种沉重的意义，沉默无言。

几天之后，一个周五晚上，我去病房告诉她，我们对她晚上使用呼吸机时的设置做了一点小的改动，结果发现她的房间变成了一个印度餐自助餐厅。她的父母和她的一个朋友都在那里，我在门口犹豫了一下。最理想的情况是，我等他们吃完东西再回来，但是当时已经很晚了。

我的患者朝我看了看，示意我进入房间。

"请随便吃。"她母亲说着，递给我一个盘子。我摇摇头，解释说我只是需要告诉我患者关于呼吸机设置的更新情况，很快就能说完。"我们计划今晚把你呼吸机的压力提高一点。"我告诉她。我们希望这样能帮助她在白天少用呼吸机。她点了点头，显然没往心里去，然后指了指食物，用唇语说道："好的，吃点吧。"

我停顿了一下。我向来不知道该怎么应对这种场合，当我犹豫不决时，我听到了患者呼吸机发出熟悉的呼啸声。尽管周围都是晚餐时的闲聊声，我还是能在背景声中听到它。我想到了生命支持系统，想到了我患者那天早上问我的问题，以及那些她没有提到的问题，于是我拿起了盘子。"谢谢。"我回应道。

我放下口罩，吃了一口。那是我第一次在那间病房里畅快地呼吸。食物又热又辣。我靠墙站着，脖子上挂着口罩，有点意外这一切是那么美好。我希望自己在说晚安之前没有打搅他们的晚餐太久。

出院，走入夏日午后的阳光中

几周后，在移植门诊的我正穿过候诊室去看当天的第一位患者，这时一位坐轮椅的年轻女性在我面前停了下来。她留着短发，戴着大大的环形耳环，穿着丝质上衣和西裤。起初我没认出她是谁，但当她开口时，我立刻听出了她的声音。她是我几个月前在医院认识的患者，那时她正在等待移植手术。第一次见面时，我和她谈了一些关于生活在等待之中的感受。她告诉我，她看了很多电视，还试着看书，但无法集中注意力。她母亲每天都坐在她的床边，只有去医院礼品店给她买贺卡和小饰品的时候才会离开她。一开始，她似乎并不介意我去看她，所以我养成了偶尔去拜访她的习惯，一般是在下午或晚上，就是在她的病房里坐一坐，希望她能再告诉我一些她的经历。但是几周过去了，移植手术还不来，她变得越来越沉默寡言，越来越无精打采。我开始担心我的出现会加重她的负担，也就不再那么频繁地去探望她了。然后，一个春天的早晨，外科医生带着令人惊喜的消息走进了她的房间——肺来了。

我通过医院的小道消息听说了她的移植手术，虽然我偶尔会想起她，但手术之后我就没有再见过她。几个月后，在 ICU 的夜班上，我注意到她的名字出现在我的患者名单上。她接受了移植的新肺，出院后还去做了康复治疗。但是后来她出现了严重的感染，回 ICU 接受了气管造口术。那天晚上，我站在她的床边。她被注射了镇静剂，处于昏迷的状态，只能让呼吸机替她完成呼吸工作。她的身体肿胀而僵硬。我想起了她那几个月的等待，想起了她母亲坐在她病房的角落里，对进出的医生和护士报以苦笑和疲惫的问候。我整晚都在修改她的呼吸机设置，并滴定药物以支撑她的血压。当我早上离开医院时，我没想过自己还能再见到她。

此时此刻，她就坐在门诊的候诊室里，她的母亲就在她身边，一如从前。她戴着一个口罩，以保护她受损的免疫系统免受感染的威胁。不过我还是透过口罩发现了微笑的痕迹，于是我也对她咧嘴一笑。"你还好吗？"我问道。

"我所有的头发都掉光了。"她告诉我说，还不好意思地指了指她头上的发茬。我原以为她的发型是故意赶时髦的。她接着说："肯定是某种药的副作用，现在又长回来了。"

我有很多事情想问她：首先是当初一边在医院里生活，一边期盼着可能永远都来不了的肺是什么感觉。其次是现在，在付出高昂的代价生存下来之后，活着重返世界是什么感觉。不过，好在当下她能住在家里，危重症的直接威胁也解除了，不管这段安然的时间会有多短。而她只是想来打个招呼，分享一下关于头发的怪事。

"嗯，我喜欢你的发型。"我诚心诚意地说道。我想要留下来多聊会儿，但是我的门诊预约安排得很满。"你知道吗？我真的很高兴能遇见你！"我告诉她，道别离去，去拿一堆病历和 CT 扫描报告，它们全是那天下午我在门诊要看的患者的。资料不少，时间不等人。我回头看了一眼，看着那位患者的母亲推着她走出门诊，越过我的视线，进入夏日午后的阳光之下。

生存之外，
每个选择都有其意义

　　这不是一本关于死亡的书，尽管死亡是书中常客。死亡交织在每一次诊断和医疗决定组成的背景中，是一种不可避免的现实。即便有了 VAD，患者也会死亡。即便有了呼吸机、ECMO、针对囊性纤维化的感染控制，即便有了移植手术和电击除颤，结局终究也是一样。

　　这是一本关于生命的书。这是一本讲述人们如今的生活既受益于以前无法想象的医学进步，又处于其阴影笼罩之下的书。从某种意义上来说，这是一本充满希望的书，然而这并非我最初的期望。当我开始写作的时候，我想寻找的是那些由于先进的医疗干预才得以存活的人，无论他们因此多活了几天还是几年，我想更多地了解他们的生活。一开始，我认为自己可能会遇到一些痛苦的人。他们活在现代技术构成的炼狱之中；他们的生命被有违其意愿地延长；他们可能更希望结束这种苦难。但是，我的发现不止于此。通过发送脸书消息、参与违禁的夏季钓鱼旅行，或者小心翼翼地制作三明治，本书故事中的那些主角还在人生道路上继续前进，哪怕时日无多。他们的生活与他们曾经的设想完全不同，但他们仍从中寻得了意义。

在展望未来时，每个人都有一天会面临由最新的医疗器械和延长寿命的技术所提供的选择，每种选择都有不同的成本和后果。到了权衡利弊的时候，你就会发现，这里面没有明确的对与错。我只希望书中记录的故事，以及此处简要的说明，能够帮助读者在进入先进技术带来的新世界时，睁开双眼，找到自己的路。

●●

在马萨诸塞州的剑桥市，查理·阿特金森的人生尾曲还在继续。他在自己学生时代就加入的哈佛大学俱乐部里，举办了一场精彩的派对，庆祝自己的 80 岁生日。这是一场在珍妮特的操办下，完美实现的奢华活动。如果当初我没有走进查理在长护医院的病房，我永远不会收到邀请参加这种活动。聚会之中，酒香四溢。客人们吃了奶酪和饼干，然后上楼参加生日晚餐和祝酒会。我看到了来自康复医院的几张熟悉面孔，其中包括一位物理治疗师。正是她以强硬的态度推动查理加入"特训"，让他重获行动能力。不过那天聚会的大多数人都与查理的疾病无关。查理显然是当晚的风云人物，身穿正装，头戴礼帽，打着白领带。一度因为气管插管无法发声的他这天穿过人群时，倚在助行器上问候来宾，声音洪亮。尽管导尿管、神经痛和虚弱的身体困扰着查理，但他仍然活着，而且还在好转。80 岁的他正在为未来做计划。

他创办了一家新公司，旨在创造他所谓的"阿特金森人工智能"。他正在筹款、招聘、建立网站，还在考虑写一本书，同时还帮着策划即将举办的 1958 届哈佛大学毕业生聚会。他有着雄心勃勃的宏大计划，往常这都是年轻人的专属，更棒的是，他的计划都让人感觉很可行！

●●

距离南希·安德鲁斯经历手术及其后遗症已经过去 11 年了。尽管她以谵妄为灵感的素描还在世界各地流传，但她已经转向其他创作主题。她最近创作了一组雕塑，她称之为"意外"，那是一些无法辨认的奇怪而扭曲的躯体。在网剧《怪眼博士》(The Strange Eyes of Dr.Myes) 中，她讲述了一位科学家兼研究者的故事。这位主角试图重建她在濒死体验中感受到的与他人之间的深度联系。最近，她也开始创作自己的音乐，并开始学习弹奏尤克里里。

但是危重症的后续影响并没有离南希远去。也许是因为她在 ICU 的经历，也许是因为她患有可能导致血管撕裂或视网膜脱离的遗传疾病，南希经常不自觉地考虑自己的死亡问题。她很想知道创伤后应激障碍的长期影响。噪声和混乱会在她内心激起强烈的焦虑，这是因为她在 ICU 里经历过谵妄吗？

南希永远无法完全摆脱医院和病情的负担。在我们最近的一次电联中，她提到她需要与波士顿的医生安排定期 2 ～ 3 年的随访。她不像年轻时那么担心了，但回到医院还是会让她想起谵妄、恐惧和失控。尽管如此，她还是会打电话预约检查。她会把自己的身体交给 CT 扫描仪，交给接下来的任何检查。然后，顺利的话，她就能回家安安稳稳地再过几年。"这感觉就像一度逃脱后，又重新回到了野兽的肚子里。"她告诉我，"而且你必须一次又一次地面对这种感觉。"

●●

　　我曾经以为范·肖万被束缚住了。实际上，尽管他大部分时间都生活在一个固定的范围内，但他一直在限制之中不断探索更多的可能。我们见面之后的那个夏天，他真的带孙子去了湖上，还钓了几条鱼。他希望以后夏天能够做更多的事，还在考虑再买一艘船。他的母亲仍然住在附近，而每天，他都会和母亲通几次电话。他经常在妹妹们过女生之夜时过去蹭饭。妹妹们虽然爱拿这事开他的玩笑，不过还是很高兴有他在一起。自打他从移植等候名单上被拿下来后，他就把大部分护理工作都交给了家附近的医生。开车往返波士顿，以及一边候诊，一边担心返程堵车的时间由此大大减少。这让他有时间、精力和电量来做他喜欢做的事情，生活变得轻松多了。最近的一个周五晚上，他去附近城镇看了一场撞车大赛 ①，特别兴奋。当我说我从来没有参加过这样的活动时，他很惊讶，大笑不止。总的来说，范的声音听起来轻柔了很多。他会和家人一起制订度假计划，还喜欢研究他的新项目，都是一些他想建造的东西。他没有提起过移植手术。

●●

　　我会通过本·克兰西的母亲在脸书上偶尔发布的更新，持续关注他的康复进展。我最后一次与安德莉亚交谈时，距离我那次观察本的门诊治疗过程，已经过去了大约 6 个月，距离他吸毒过量也已经一年多了。我很想知道他的进展如何。我了解到，他最近在和肺炎做斗争，而且这次挫折之后，他没有以前说话那么多了。他的医生计划

———————————————

① 美国乡村地区的传统赛车项目，参赛车辆可以互相冲撞，直到剩下最后一辆能开动的车。——译者注

对他的头部进行 CT 扫描，以确保没有出现其他状况，而他的治疗因此一直处于搁置状态，直到完成检查为止。我还记得我们之前的谈话，于是再次问起安德莉亚对于未来的看法，以及她希望取得多大的进展。

她知道本永远不会变回事故发生前的模样，但是……他能恢复到什么程度呢？她不能让自己陷入这种自我设限的思考模式中。现在，本又拾起了老习惯，每天花一个小时看路透社的在线新闻。看的时候他似乎很专注，尽管之后他似乎不记得自己看了什么。安德莉亚每周都找人和本一起弹吉他，虽然弹的是经典摇滚而不是本以前喜欢的爵士乐，但他仍然记得和弦，而且似乎很喜欢这音乐。安德莉亚是个闲不下来的人，她一直在努力寻找服务犬来帮助本保持走路平衡。又一个夏天就要到来了，她刚刚收到一封从本小时候就读的蒙台梭利学校发来的电子邮件，询问本是否愿意去那里待一段时间。也许她和本可以去那儿的花园里干活。安德莉亚承认她确实会考虑未来的事情，但她说："可是未来对今天来说不重要，对吧？"

●●

辛迪·斯克里布纳后来没有再住院。她喜欢送孩子上学，安排课后活动，开车送她们去参加体育运动，或者去朋友家玩儿。但她每一次咳嗽都意味着要去看医生，也许还需要做一次胸部 X 线检查，她还会担心这是不是身体排斥移植肺的表现。她尽量避免过多思考这个问题。她想把注意力集中在孩子身上，帮助她们做家庭作业，在她们担心的时候安慰她们。她要让她们相信一切都会好起来，经历了这么多艰难之后，这个家庭依然是安全稳定的。所以她努力表现得好像一切正常，而大多数时候，确实风平浪静。她从不表露自己的恐惧。她不知道排斥反应是否会发生，何时发生，如果发生，对她来说又意味着什么。但在那之前，她还会继续前进。

●●

在埃迪·比特丽斯接受移植手术后的几个月里，关于他的报道在当地报纸和电视台上铺天盖地。大多数媒体都持积极态度，或者只是单纯好奇，但也有人批评他将器官需求掌握在自己手中，还推销自己，因此"过线了"。这让他很受伤，因为他想要的只是做回肩部手术前的自己，而凯莉给了他这个机会，通过脸书给了他一个肾脏。

现在媒体报道已经越来越少。在很多方面，埃迪又回到了多年前因手术和肾衰竭而中断的道路上。他的两个孩子都已大学毕业，他的妻子依旧"秀外慧中"。埃迪表示如果没有妻子的支持，他没可能活下来。工作方面，进展非常顺利。就在不久前，埃迪的出色表现还为他和妻子赢得了一次到特克斯和凯科斯群岛的双人旅行。但是这一切的背景是，埃迪要"永远持续不断地"去医院检查他的化验结果，并与医生会面。最近一次检查结果显示他患有前列腺癌，因此他的移植肾在新的健康危机面前退居次要地位。经过一段时间的观察和等待，以及血液测试和活体组织检查，医生们决定切除癌变器官。我们最后一次谈话时，埃迪已经接受了前列腺手术，正在家康复。听到癌症没有扩散的好消息，我松了一口气。

埃迪和凯莉仍然保持联系。上次和妻子去加利福尼亚旅行时，他和凯莉还小聚了一阵。移植来的肾脏一直在正常发挥作用，让埃迪得以继续他的生活和工作。

●●

　　梅根和迈尔斯在墨西哥玩儿得很开心。但他们回家几个月后，梅根又病了。有时她能感觉到疾病的到来，她知道她最终会住院，连上静脉输液管，注射抗生素。但这一次她很惊讶——前一天她还感觉很好，甚至可以参加动感单车课程，结果第二天她就躺在了急诊室里，肺功能下降，必须住院治疗。那是新学年刚开始的时候，她心里想的都是她会让学生陷入孤立无援的困境。好在她的同事们积极伸出援手，救了场。不过，也许这正是梅根需要的催化剂。她可以就此逐渐放慢脚步，最后某一天彻底停止工作，这样家人和朋友也能放下心。她还不知道最终停下会是什么时候，可能还要几年。但是随着她必须花越来越多的时间来尽可能保持健康，她发现自己每天的时间都不够用了。她也希望她身边的人做好准备，这样当她决定离开工作岗位时，他们就不会以为她已经生命垂危。

　　把这些打算大声说出来，对梅根来说也有帮助。听起来并没那么糟。也许她会在 40 岁前退休，但那也没关系。她也逐渐意识到，如果她不怀孕，如果他们不领养孩子，其实也没关系。当她还健康的时候，很容易想象自己再工作几十年并怀孕生孩子的画面。但后来她又回到了医院，觉得生孩子是不可能的，甚至是不负责任的。毕竟，她需要花很多时间来满足医疗方面的需求。如果她又不可避免地生病了，该怎么办呢？

　　因此，梅根提醒自己，她的生活是很美好的。她每天晚上都能回家和迈尔斯在一起。他们有一栋漂亮的房子，有亲密的家人和朋友，而迈尔斯总能让她开怀大笑。只要梅根还能出行，他们就可以制订很棒的旅行计划。他们还在忙很多其他事——梅根最近为 CF 基金会组织了一个动感单车健身募捐会，她计划建一个菜园，她和迈尔斯都希望能再养一只狗。"我们有很多积极的事情，"梅根告诉我，"如果养育孩子不适合迈尔斯和我，那么，好吧，这样也不错。"

●●

至于我，除了要在移植评估门诊坐诊，在斯波尔丁轮班，大部分时间都是在 ICU 上夜班。第一年当主治医生的我，现在的情况就是这样。我一直在努力克服工作缺乏连续性的问题，因为我每次去 ICU 都是在太阳落山的时候，一次只待一个晚上。这是一种奇怪的工作状态：12 个小时涉及生死的紧张工作就像一个奇怪的梦，其间，整个世界都在沉睡。然后到了早上，一切就结束了，决策权交给其他人，我脱身出来，又累又饿。从某种角度来说，在这种工作中，我几乎没有时间去思考采取治疗之前和之后的事情。不过，我还是会努力把从前文故事里学到的一些东西带入我的日常工作中。

我们最近为重症监护后活下来的幸存者及其家属成立了一个同伴支持小组。我们在周六早上聚过几次，参加者包括一名 ICU 的社工、一名精神科医生、一名重症监护医生和我。在聚会上吃点心、喝咖啡的时候，我听到患者家属坦承，虽然他们的配偶还活着，也回了家，他们也觉得应该开心才对，但他们还会在夜里幻听到医院的警报声，然后惊醒，或者毫无预兆地伤心流泪。患者们告诉我，他们仍然记得自己被绑在床上，拔出静脉输液管，挣扎着想要交流的记忆。这些故事已经不再让我感到惊讶了。但即使是熟悉的主题，也能感觉到无限的变化，因此我一直继续了解和学习。

我们还在建设相关的门诊。虽然门诊现在还小，但它在发展壮大。有些患者告诉我们，当他们慢慢重新融入生活时，他们"感觉还不错"。当他们这样说时，我会尽量停下来问他们说的"还不错"是什么意思。

答案各不相同。对一些人来说，"感觉还不错"意味着他们的思维完好无损，能够舒适入眠，尽管有的人还需要气管导管、家用呼吸机或者一大堆药物。对另一些人来说，这意味着能回到工作中，或者能去健身房，身体坚强到足以照顾家人。

还有些患者告诉我们，虽然他们已经回家，但他们没有勇气回到以前的工作中。他们在白天很容易惊慌，或者常在半夜一身冷汗地惊醒。对他们来说 ICU 简直是地狱，他们虽然出来了，却发现自己仍处于边缘地带，再也无法回到从前。我们会告诉他们，他们并没有疯。我们给他们下的诊断是重症监护后综合征。我们也会坦承现状，说我们可能无法治愈这种疾病，但是我们可以倾听。

我曾陪一位女士回到楼上的 ICU，她之前在那里住了将近两周的时间，一直插管和使用镇静剂。她不记得那个地方了，但她知道她的房间号，所以我们慢慢地走进 ICU，站在她原来的房间外。帘子是拉上的，床上有一位患者。我观察着她的表情，她似乎想等待熟悉的记忆闪现，但是记忆最终都没有出现。"你没事吧？"我问道，担心她会感到失望。她没有认出任何医生或护士，也没有人认出她来，而周围也没有掌声响起。这不是我想象中的胜利回归。但是她对我说，她并没有失望。相反，她松了一口气。对于她，这只是一个普普通通的地方。我试着从她的眼神里读出她的想法——这里没有她想象的那么大，也没有那么可怕。她可以进去，这次是自愿的。然后，她就可以离开了。

从某种程度上，我也仍然在陌生的领域探索。我接受的整个医学培训都聚焦于有明确定义的结果，比如使用呼吸机的天数、再入院次数，以及最终的死亡率。这些都是成为医生所必须掌握的重点和起点。但这本书中的故事让我明白，它们并不是全部。在 ICU 散散步，在支持小组里边喝咖啡边聊天，或者找医生为你解释在 ICU 里到底发生了什么情况，这些都是有价值的事情——即便我们还不知道该如何衡量这种价值。如果我们还要继续引导人们走向生存之外的那个充满不确定的世界，那么了解这种价值就是必要的起点。

距离住院医生培训第一年的冬天已经过去了将近 10 年，当时我从一个年轻人的脖子上拔出一条中心静脉导管，然后回应了他的脸书好友添加请求。我认为，在某种程度上，这本书的全部内容都源于那次交流。诚然，随着记忆的消退和扭曲，在我的复述中，故事的细节肯定发生了一些变化，但最重要的部分保留了下来。如果我能回到那年冬天，回到 ICU 的病床边，我觉得我还是不确定自己会如何应对。也许我应该完全忽略好友申请，这无疑会更加符合职业规范。但即使是多年后的现在，我心里还是很希望我有机会回答他的问题。"是的。"我本来可以这样写，这是一个很简单的信息，"你现在可以停止哼鸣了。"

成为医者的道路相对清晰，然而成为作者的道路却并非如此。

我要感谢我的经纪人洛林·里斯（Lorin Rees），谢谢你为我指明了方向。几年前，洛林读了我在《纽约时报》上发表的一篇文章后，通过电子邮件第一次联系到我。在他的专业帮助和建议下，我才有机会与特蕾西·贝哈尔（Tracy Behar）和她在利特尔布朗出版社（Little, Brown）的员工一起工作。这个团队帮助我把一个看似幻想的东西变成了现实。

我还要感谢我在布列根和妇女医院、阿里阿德涅实验室（Ariadne Labs）和斯波尔丁持续护理医院的同事和朋友，感谢他们在整个过程中给予我的鼓励，感谢他们激励我成为一名更好的医者和思想者。

感谢埃米莉（Emily）的红笔批注，感谢她在整个项目中展现的耐心，感谢她的热情和一以贯之的支持。

感谢我的哥哥，他所选择的非医学职业让我着迷，他总能让我开怀大笑。感谢我的父亲，他让我很早就对医学产生了兴趣，还无数次担任过我的非正式夜间心脏病学顾问和医学事实核查员。如果没有他的影响，我不可能成为一个医者。

我最想感谢的是我的首席粉丝和编辑——我的母亲。从我记事起，她就一直捍卫我的追求，还鼓励我"向着星辰和星空深处前进"。对于她的骄傲、无条件的爱和坚定的支持，我的言语不及万一。谨以此书献给她。

最后，我深深感谢那些将生活和故事分享给我的患者。谢谢你们，能得到你们的信任，是我的荣幸。

未来，属于终身学习者

我这辈子遇到的聪明人（来自各行各业的聪明人）没有不每天阅读的——没有，一个都没有。巴菲特读书之多，我读书之多，可能会让你感到吃惊。孩子们都笑话我。他们觉得我是一本长了两条腿的书。

———查理·芒格

互联网改变了信息连接的方式；指数型技术在迅速颠覆着现有的商业世界；人工智能已经开始抢占人类的工作岗位……

未来，到底需要什么样的人才？

改变命运唯一的策略是你要变成终身学习者。未来世界将不再需要单一的技能型人才，而是需要具备完善的知识结构、极强逻辑思考力和高感知力的复合型人才。优秀的人往往通过阅读建立足够强大的抽象思维能力，获得异于众人的思考和整合能力。未来，将属于终身学习者！而阅读必定和终身学习形影不离。

很多人读书，追求的是干货，寻求的是立刻行之有效的解决方案。其实这是一种留在舒适区的阅读方法。在这个充满不确定性的年代，答案不会简单地出现在书里，因为生活根本就没有标准确切的答案，你也不能期望过去的经验能解决未来的问题。

而真正的阅读，应该在书中与智者同行思考，借他们的视角看到世界的多元性，提出比答案更重要的好问题，在不确定的时代中领先起跑。

湛庐阅读App：与最聪明的人共同进化

有人常常把成本支出的焦点放在书价上，把读完一本书当作阅读的终结。其实不然。

时间是读者付出的最大阅读成本

怎么读是读者面临的最大阅读障碍

"读书破万卷"不仅仅在"万"，更重要的是在"破"！

现在，我们构建了全新的"湛庐阅读"App。它将成为你"破万卷"的新居所。在这里：

● 不用考虑读什么，你可以便捷找到纸书、电子书、有声书和各种声音产品；

● 你可以学会怎么读，你将发现集泛读、通读、精读于一体的阅读解决方案；

● 你会与作者、译者、专家、推荐人和阅读教练相遇，他们是优质思想的发源地；

● 你会与优秀的读者和终身学习者为伍，他们对阅读和学习有着持久的热情和源源不绝的内驱力。

下载湛庐阅读App，
坚持亲自阅读，
有声书、电子书、阅读服务，
一站获得。

CHEERS

本书阅读资料包
给你便捷、高效、全面的阅读体验

本书参考资料
湛庐独家策划

☑ **参考文献**
为了环保、节约纸张, 部分图书的参考文献以电子版方式提供

☑ **主题书单**
编辑精心推荐的延伸阅读书单, 助你开启主题式阅读

☑ **图片资料**
提供部分图片的高清彩色原版大图, 方便保存和分享

相关阅读服务
终身学习者必备

☑ **电子书**
便捷、高效, 方便检索, 易于携带, 随时更新

☑ **有声书**
保护视力, 随时随地, 有温度、有情感地听本书

☑ **精读班**
2~4周, 最懂这本书的人带你读完、读懂、读透这本好书

☑ **课 程**
课程权威专家给你开书单, 带你快速浏览一个领域的知识概貌

☑ **讲 书**
30分钟, 大咖给你讲本书, 让你挑书不费劲

湛庐编辑为你独家呈现
助你更好获得书里和书外的思想和智慧, **请扫码查收!**

(阅读资料包的内容因书而异, 最终以湛庐阅读App页面为准)